JN292621

不安障害の認知行動療法 (1)

パニック障害と広場恐怖

患者さん向けマニュアル

第2版

著

ギャビン・アンドリュース
マーク・クリーマー
ロッコ・クリーノ
キャロライン・ハント
リサ・ランプ
アンドリュー・ペイジ

監訳

古川　壽亮

星　和　書　店

Seiwa Shoten Publishers

2-5 Kamitakaido 1-Chome
Suginamiku Tokyo 168-0074, Japan

The Treatment of Anxiety Disorders (1)

Clinician Guides and Patient Manuals

Second Edition

by

Gavin Andrews

Mark Creamer

Rocco Crino

Caroline Hunt

Lisa Lampe

Andrew Page

Translated from English

by

Toshiaki Furukawa

English edition copyright © 2002 by Cambridge University Press

Japanese edition copyright © 2003 by Seiwa Shoten Publishers, Tokyo

第７章　パニック障害と広場恐怖

患者さん向けマニュアル

このマニュアルは、パニック障害と広場恐怖の患者さんのための治療ガイドであり、またワークブックでもあります。治療の期間中、患者の方々は自分の病気の体験と治療者から受けた個人的アドバイスを、このマニュアルに記入していくことになります。治療プログラムが終結した後も、このマニュアルは、患者の方々にとってのセルフヘルプ資料として役に立つでしょう。治療を経ていったん回復した人が、万が一再びストレスや困難に見舞われることになった時に、該当セクションを読んでその内容を行動に移すことにより、健康を維持することが可能となるのです。

本書は「不安障害の認知行動療法 (1)—パニック障害と広場恐怖」から、第７章の患者さん向けマニュアルを抜粋して、別冊にしたものです。治療者がこのマニュアルを使って指導を行う場合の便宜を考え、章や目次の頁数は、「不安障害の認知行動療法 (1)—パニック障害と広場恐怖」と同一にしてあります。

目　次

第1節　不安、パニック、広場恐怖の本質 ―――――――― 115
1.1　パニック障害と広場恐怖はどのようにして生じるのか？　117
1.1.1　ストレス　117
1.1.2　不安　117
1.1.3　過呼吸あるいは過換気　118
1.1.4　性格特徴　118
1.2　パニック発作の症状　119
1.3　広場恐怖の発生　120
1.4　微妙な回避　122
1.5　この治療プログラムの原理　124
1.6　回復の妨げ　126
1.7　不安の本質：危険警報　127
1.8　不安：間違い警報　130
1.9　なぜ間違い警報が起こるのでしょう？　131
1.10　性格の影響　132
1.11　まとめ　132
1.12　過呼吸　133
1.13　過呼吸の種類　138
1.14　不安症状についてよく見られる誤解　140
1.14.1　気が狂う　140
1.14.2　自分をコントロールできなくなる　141
1.14.3　心臓発作　142

第2節　呼吸コントロール ―――――――― 143
2.1　自分の過呼吸を知ろう　143
2.2　呼吸コントロールの技法　145
2.2.1　うまくいかないとき　146

2.3　呼吸回数の記録　147

第３節　リラクゼーション・トレーニング ―――― 149
3.1　リラクゼーション・トレーニングの重要性　149
3.2　緊張に気づく　150
3.3　リラクゼーション・トレーニング　152
3.3.1　漸進的筋リラクゼーション　152
3.3.2　等尺性リラクゼーション　153
3.3.3　その他の等尺性リラクゼーション　156
3.3.4　うまくいかないとき　158

第４節　段階的曝露 ―――― 161
4.1　回避について　162
4.2　あなたのプログラムの作成　163
4.3　プログラムの実行にあたって　167
4.4　各段階を練習するときは　167
4.5　恐怖に対する想像上の曝露　168
4.6　あなた自身の目標を達成すること　170

第５節　認知再構成 ―――― 175
5.1　第１段階：不安を引き起こす思考を同定する　179
5.1.1　パニック障害の患者さんに不安を引き起こす誤った思考　179
5.1.2　生理的感覚の誤解　180
5.1.3　状況恐怖と不適切な思考　180
5.1.4　「その場限りの希望的観測」との違い　184
5.1.5　不適切な思考に気づくためのヒント　185
5.2　第２段階：不安を引き起こす不適切な思考を論理的に否定する　186
5.3　第３段階：代わりのより適切な思考を考え出す　187
5.4　うまくいかないとき　189
5.5　まとめ　190

第 6 節　パニック感覚を再生する ―――― 191

6.1　パニック感覚の練習　192

6.2　パニック感覚の練習において段階を設ける　194

6.3　パニックの感覚の練習を行う　194

6.4　パニック感覚の練習をプログラム中にどんなスケジュールで組み込むか　195

6.5　うまくいかないとき　196

6.6　1 週間の中休みの計画　197

第 7 節　毎日の生活でパニック感覚に慣れること ―――― 201

第 8 節　ふたたび認知再構成について ―――― 205

8.1　前向きの言葉　208

8.2　まとめ　209

第 9 節　進歩を確実なものにするために：今後のために ―――― 211

9.1　治療中の後戻りや困難に対処する　211

9.1.1　不安と過呼吸のコントロール　211

9.1.2　曝露課題の目標と段階の設定　211

9.2　後戻りが見られるときの情緒面の問題点　212

9.3　スランプも覚悟しておきましょう　213

9.4　結論　213

第 10 節　推薦資料 ―――― 215

10.1　書籍　215

10.2　ビデオ　217

10.3　インターネット　217

― 第 1 節 ―

不安、パニック、広場恐怖の本質

古代ギリシャの昔から、普段はまったく正常な人が突然きわめて不可解かつ不合理な恐怖を抱くという疾患の報告が見られます。この疾患が、「広場恐怖」の名前で知られるようになったのは、19 世紀も後半のことです。広場恐怖とは、英語の agoraphobia の日本語訳で、公の場所や、開け放たれた空間に対する恐怖を意味しています。ほかに、空間恐怖と訳されることもあります。

広場恐怖に苦しむ人の多くが、公の場所や開け放たれた空間に対する恐怖を持っているのは確かに事実です。しかし、最近の研究で、広場恐怖という疾患で一番最初に生じる恐怖（「第一次的な恐怖」と言います）は、これらの場所や状況に対する恐怖ではない、ということが明らかになってきました。広場恐怖やパニック障害という疾患での、第一次的な恐怖は、実はパニック発作や不安発作そのものに対する恐怖です。そうした発作がどこで起こったのだとしても、です。

パニック発作自体は非常にありふれたものです。しかしながら、ごく一部分の人は、日常生活に支障を来すほど頻繁に発作を起こしたり、重症の発作を繰り返したりするようになります。パニック障害とは、パニック発作が非常に頻繁であったり、次のパニック発作が起こるのではないかと恐れながら過ごす時間が非常に長くなった状態のことを表します。

パニック発作のある人でも、発作はいつ起こるかわからないのに、平然とふだんの生活を続けることができる人があります。しかし、そうでない人たちは、パニック発作を恐れて様々な状況を避けるようになります。パニック発作のある人が回避行動をとるようになるのは、典型的には次の 3 つにいずれかによるようです。第 1 は、パニック発作と関連がある感じがする状況を避けようとするものです。例えば、ショッピングセンターでパニック発作がよく起こった人では、ショッピングセンターを避けるようになることがあります。第2は、もしその場でパニック発作が起こったときには、身体的または社会的に大変なことになる感じがする状況を避けようとするものです。例えば、パニック発作の最中に失禁してしまうことを恐れる人は、失禁してもわからないように、人に見られる場所を避けるようになります。第3は、パニック発作が起こっても、その場所では発作がコントロールできない感じがする状況を避けようとするものです。例えば、パニックが起こると車の運転ができなくなると恐れている人は、あらかじめ車の運転を避けるようになります。

パニック発作を恐れるために回避するようになる状況の例は、混雑した場所、開けひろげの場所、バス、電車、閉じ込められる場所、自宅やそのほか自分が大丈夫だと思える場所から遠く離れることなどです。これらの状況を恐れて回避するのは、元の恐怖、つまりパニック発作の恐怖からきているのだ、ということを忘れてはいけません。したがって、「広場」恐怖は、おおもとはパニック発作への恐怖であって、そこから更に、パニック発作を起こすような状況への回避や、パニック発作が起こったときに逃げたり助けを求めたりできない感じがするような状況への回避が起こってくる状態、と言った方がいいかもしれません。

第一次的な恐怖と第二次的な恐怖（第一次的な恐怖のあとに続いて起こる恐怖。場所や状況に対する恐怖のこと）とを区別することは重要です。パニック障害の人にとっては、第一次的な恐怖のもと、つまりパニック発作をコントロールできるようになることが必要です。広場恐怖を伴うパニック障害の人にとっても、広場恐怖の問題を克服するためには、同じことが言えます。なぜなら、特定の状況に対する恐怖は、パニック発作への恐怖からきているからです。このパニック発作への第一次的な恐怖をコントロールできるようになってはじめて、あなたは特定の状況に対する恐怖を克服できるようになるわけです。あなたがもし、自分の不安やパニック発作をコントロールできるようになれば、あなたがそれまで避けていた状況に立ち向かうことも可能になるのです。

広場恐怖の第一次的な恐怖は、気絶すること、倒れること、心臓発作を起こすこと、気が狂うこと、失禁すること、その他自分をコントロールできなくなることの恐怖感だ、と患者さんは述べます。第二次的な恐怖の中身はいろいろで、患者さんが強い不安の原因になる感じがする状況なら、どんなものでもそれに入ります。ここで重要な点は、「実際にパニック発作が起こったことがない場所を避けている場合も、第一次的な恐怖のうちに入る」ということです。パニック発作が実際に起きたことはないが、もしかしたら起こるかもという感じがして避けているのでも、同じことなのです。状況に対する恐怖の中身は、不安発作そのものというよりも、患者さんが不安発作についてどんな風に考えるかによって決まってくると言えましょう。われわれの経験では、長期にわたってパニック障害をわずらった人は、ほぼ全員、何らかの状況をパニック発作への恐怖ゆえに回避するようです。この回避の程度によって、病気を克服するのにかかる時間と労力が変わってきます。

時として広場恐怖と間違われる精神疾患には、うつ病、統合失調症、社会恐怖、ならびに強迫性障害があります。しかしながら、広場恐怖の本質について今述べたような理解を持っていれば、ふつうこれらの疾患を区別することは簡単です。

1.1　パニック障害と広場恐怖はどのようにして生じるのか？

1.1.1　ストレス

多くの人にとって最初のパニック発作はストレスが増大したときに生じます。この場合のストレスには心理的なものも身体的なものも含まれます。

心理的ストレスには、両親や妻または夫との争い、家族の死亡や病気、家族以外の人間関係の問題、経済問題、仕事のプレッシャーなどがあります。

一方、身体的ストレスには、病気、過労、お酒の飲みすぎ、睡眠不足、ダイエットによる低血糖といったものがあります。

1.1.2　不 安

これらのストレスに反応して不安が生じてきます。いつもそうなるとは限りませんが、ストレスが不安を引き起こすことはよく見られることです。こうしたストレスや不安は、ごく軽いもののこともあります。しかし、ストレスや不安にさらされているとき、人はパニック発作を起こしやすい状況にあると言えます。

われわれは誰でも、人生のどこかでストレスを受け、不安になります。しかし、不安を感じた人がみんなパニック発作を起こすわけではありません。なぜ一部の人だけがパニック発作を起こすのでしょうか。残念ながら、この疑問に対しては「これだ」という答えはありません。しかし、いくつかの可能性が考えられます。第1の可能性は、最初のパニック発作の直前にいつもよりも多いストレスがかかって、そのために他の人よりもストレスに弱く発作を起こしやすくなって、パニック障害になってしまう、というものです。第2の可能性は、パニック障害になる人はもともと他の人よりもストレスに敏感で、パニック発作を起こしやすい、というものです。こうした敏感な人は、1度発作を経験するとそのあとパニック発作について思い悩む傾向が強いのかもしれません。

1.1.3　過呼吸あるいは過換気

早く息をしすぎたり、または深く息をしすぎたりすると、過呼吸になります。過呼吸を起こしている人は、自分自身では異常な呼吸をしているということに気がつかないでいることがあります。しかし、過呼吸の影響は必ず自覚されます。めまい、頭がふらふらする、手や足がピリピリする、足の力が抜ける、心臓がドキドキする、胸がつまったり胸が痛くなったりする、パニックが増大する、これらはどれも過呼吸の症状です。こうした症状は、呼吸しすぎることにより、血液中から二酸化炭素が少なくなるために生じるものです。過呼吸のコントロールについては、第2節を参照してください。

1.1.4.　性格特徴

ある人はパニック障害や広場恐怖になり、ある人はそうならないのはどうしてでしょう。その理由の1つとして、先にも少し触れましたが、人によって性格特徴が違うことが関係しているのかもしれません。パニック障害や広場恐怖になる人の多くは、ふだんからよく思い悩む傾向があります。悩みは生活上のさまざまな側面にわたりますが、特に自分の健康について心配しすぎるようです。また、物事がうまく行かなかったり、期待通りにならなかったりすると、実際よりもはるかに重大な問題に考えてしまう人も要注意です。

このような、心配のしすぎや、自己否定的なマイナスの考え方をコントロールして不安を減らす方法については、このマニュアルの後半で詳しく解説してあります。

ここでは、もう１度パニック発作に話を戻しましょう。

1.2　パニック発作の症状

パニック発作とは、他の人なら怖いと思わない状況で、急に不安や恐怖、不快感を強く感じる発作のことです。この発作の時には、次のような症状が見られます（症状のいくつかが起こるのが普通で、全部そろうとは限りません）。

- 息切れ感、または息苦しさ
- 動悸
- 目まい感、ふらつく感じ、頭が軽くなる感じ
- ピリピリうずく感じ、または感覚麻痺
- 胸の圧迫感、痛み
- 窒息する感じ
- 気が遠くなる感じ
- 発汗
- 身震い
- 冷感、または熱感
- 現実感消失（周りの物が現実でない感じ）
- 口の渇き
- 吐き気、または腹部の不快感
- 足ががくがくする
- 目がぼやける
- 筋肉の緊張
- 考えがまとまらない、頭が真っ白になって話ができないという感じ
- 死ぬのではないか、正気をたもてないのではないか、気が狂うのではないかという恐怖

パニックがひどくなると、ほとんどの人はその場からのがれようとします。のがれることでパニックがおさまらないかと考えるからです。のがれることで、もし気を失ったり、心臓発作になったり、気が狂ったりしても、誰か助けてくれる人がいるような場所へ行こう、と思う人もあります。逆に、人に見られないように1人ぼっちになれる場所へ行こうとする人もあります。

パニック発作は、はじめの数回のうちは本当に恐ろしいものです。なぜなら、それまでに全く経験のない、異常な体験だからです。しかし、パニック発作を何度か繰り返すうちに、ほとんどの人は、正気を保てなくなったり、気を失ったり、死んでしまったり、気が狂ったりすることはないのだ、ということが、心のどこかで分かるようになります。ただ、多くの人は、「確かに、今まではそんなことは起こらなかった」ということが分かっていても、今度は違うのではないか、今度は今までで最悪の事態になるのではないか、と恐れてしまいます。中には、すっかりあきらめて、パニックの感覚に身をまかせてしまう人もいます。

パニック発作が、文字通りに「突然に」生じることは、まずありません。最初の発作ですら、ほとんどは、感情的なプレッシャーを強く受けているときや、体調がすぐれないときや（例えば、風邪からの回復期など），すごく疲れ果てているときに起こります。本当に安全で，リラックスして，ストレスのない状態のときに，最初のパニック発作が起こることは，非常にまれです。

1.3 広場恐怖の発生

多くの患者さんは、パニック発作が起こるかもしれないという状況を予期するようになっていきます。ただし、それは、その状況が本当に危険だからというのではありません。そうした予期は、「もしそこでパニックが起これば、困ることになる」とか「パニックが起こればきっと恥ずかしい思いをするだろう」などと考えることから来ています。パニック発作が起こると困る場所としては、飛行機、列車、バス、エレベーター、エスカレーターがあげられることが多いようです。なぜなら、止まるまではそこから降りることができないからです。銀行や店で列を作って待つことも、同じように思う人が多く、そのために回避の対象になります。本当に1人ぼっちでいること、例えば、近所にも呼んですぐ来てくれる人が誰もいない時にたった１人で家にいることや、さびしい道路を１人で運転すること、浜辺や広場で人っ子１人いない場所にいることなども、パニックが起こると困る状況だと思う人が多いのです。もしパニックが起これば、一体誰が助けに来てくれるだろうか？と思うからです。１人で車を運転していて交通渋滞に巻き込まれることは、二重の意味で困ることになります。万が一パニックが起こった場合、１人ぼっちで助けてくれる人もいなければ、逃げ出すこともできないからです。一部の人にとっては、助けを求めることよりも、人前で恥をかくことの恐怖の方が重大なので、かえって１人でいることを求める人もいます。

何かが起こると、われわれはその理由を求める傾向があります。だから、パニック発作を経験した人は、その説明を探すようになります。パニック発作が起こったとき、90％の人は、どうしてそれが起こったのか理由がわかりません。ストレスと不安、そして過呼吸こそが、パニック発作の本当の原因なのですが、当人にとっては、それらは原因とはみなされません。というのは、ストレスも不安も過呼吸も徐々に発生するものなので、当人はしばしばそれに気づいていないからです。

広場恐怖になる人は、パニック発作をその時の状況と結びつけるという、誤った考えを持ってしまいます。このような結びつけが起こる１つの理由は、条件づけです。条件づけとは、犬に餌をやる時に、いつもベルの音を聞かせていると、ベルの音を聞かせるだけで唾液が出るようになるという、あれです。パニック発作と発作のときの状況とは、同時に起こっているので、条件づけによって発作と状況が結びつけられてしまうのです。発作の記憶がその時の状況の記憶と関連づけられます。状況が発作を引き起こした、という信念を生み出すのは、この連想です。この信念が、特定の状況への恐怖と回避（それぞれ、状況恐怖、状況回避と言います）を引き起こすのです。

先に述べたように、広場恐怖の人が回避する状況は、全部以前にパニック発作が起こった状況だというわけではありません。例え、前に発作が起こったことがない状況でも、そこでパニック発作が起こるかもしれないと考えるだけで、広場恐怖の人はその状況を回避の対象にしてしまいます。このため広場恐怖の患者さんは、恐怖と回避の対象が、非常に広い範囲に及ぶことになります。またこのことは、広場恐怖の形成が、発症後非常に急速に進んでいく原因にもなっています。実際、広場恐怖の30%では、最初のパニック発作の後の1週間以内に、広範な回避が成立します。このように、回避行動と恐怖が広い範囲に及ぶことを、心理学では全般化と呼びます。

この条件づけと全般化の概念を理解することは、重要です。なぜなら、治療が成功するためには、この2つのプロセスによって築き上げられたパニック発作と状況回避との結びつきを、崩していかなければならないからです。

パニック発作を経験した人が、特定の状況を回避するようになるもう1つの理由は、その状況で自分がパニックをコントロールすることが不可能だと感じるためです。パニック発作をコントロールすることができないので、患者さんはますます、パニック発作が起こったらどうなるだろう、恥をかくんじゃないか、怪我をするんじゃないかと心配するようになります。例えば、気を失って倒れたら、人が自分の事を馬鹿にするのではないか、自分で自分をコントロールできなくなったら、自分自身を傷つけたり家族を傷つけたりするのではないか、と心配する人もあるでしょう。だとすると、確かに、もしここでパニック発作が起こったら大変だ！と思ったら、そんな状況は（例えば車の運転）はじめから避けた方が賢明、と思えるかもしれません。

広場恐怖における一次的な恐怖は、場所や状況への恐怖ではなく、パニック発作への恐怖であることを、もう1度思い出しましょう。状況への恐怖は、二次的な恐怖です。したがって、治療が成功するためには、まず第1に、不安とパニック発作をコントロールするテクニックを身につけること、第2に、その技術をもとに、状況恐怖を克服する練習をすることが必要です。

1.4　微妙な回避

これまで、実際の状況に対する様々な回避について述べてきました。このほか、パニック発作と関連した回避には、もっと微妙な形のものがあります。

例えば、

- 病院で処方されたものであっても、とにかく薬は絶対飲まない、と決めていませんか
- 逆に、薬を持たずに外出することを、避けていませんか

- 運動を避けていませんか
- 怒ることは絶対にやめよう、と決めていませんか
- セックスを避けていませんか
- ホラー映画や、とても悲しい映画など、非常に感情的な映画を見るのを避けていませんか
- 暑さや寒さが厳しい日に外へ出ることを避けていませんか
- びっくりさせられることを嫌がっていませんか
- 病院にすぐかかれない場所（例えば、ひどい田舎や外国など）へ行くことを、避けていませんか
- ビルの非常出口をいつも確認するほうですか
- 歩いたり立ったりするときに、何か杖のような支えがほしい、といつも思っていませんか

これらも、パニック発作と関連づけられた回避である可能性が非常に高いのです。したがって、もしあなたにあてはまることがあれば、それも克服していかなくてはなりません。

気をそらすことも、回避の１つの形になっていることがあります。パニック発作の予感がして不安でいっぱいな状況を、気をそらすことで乗り切ろう、と考える人は、少なくありません。例えば、不安になりそうなときに、

- 何か読むものを持ち歩き、できるだけそれに集中して読もうとする
- 窓を開ける
- 音楽を大きな音でかける
- 自分はどこか別の場所にいるんだ、と空想する
- 一緒にいる人に、「何かしゃべりかけてくれ、なんでもいいから」と頼む
- 保証を求める
- 数かぞえゲームをする

あなたは、こういうやり方をいろいろ試して、何とか気をそらそうとしたことがありませんか。もしそうならば（あるいは、今もそうしているならば）、

その方法は、これまでパニック発作を乗り切るのに役立ち、将来も役立つものである可能性が高いでしょう。しかし、これらの方法は、しばしば強力な習慣となって、多くの人は、これに頼り切るようになってしまいます。長期的に見ると、害になるものでないかもしれませんが、しかしただ気をそらすことだけでは、パニック発作の中核の部分も、将来パニック発作が起こるんじゃないかというあなたの予期不安も、治療することにはならないでしょう。

さらに言うと、もしこのような気をそらすためのテクニックだけに頼ろうとすると、不適応的な考え方を直そうとするテクニック（これから勉強していきます）を使うことができなくなりますから、要注意です。パニック発作の最中には、頭の中で「何か悪いことが起こるのではないか」というすごく嫌な予感と、現在や過去についてのさまざまな心配が浮かんできます。つい、最悪の結果を予想して「何が起こるんだろう」と強い不安が出てきます。また、取り返しのつかない事態になるのではないかとか、あるいは、自分で自分の反応をコントロールできなくなるのではないか、という感じも湧き出てきます。こういう考えは、不安反応の引き金となり、反応を強め、長引かせる要素として作用します。その過程については、後に触れることにします。

1.5　この治療プログラムの原理

あなたが病気から回復するためには、まず、あなたのものの考え方と、何か出来事が起きたときのあなたの反応の仕方を、変えることが必要です。この治療プログラムは、そのための技術をあなたが身につけることを目的としています。その技術は、基本的には、次の３つのテクニックから構成されます。

第１のテクニックは、あなたの体の感覚をコントロールするためのものです。

第２のテクニックは、今自分が恐れて避けているものに対して、より安心して接するためのものです。

第３のテクニックは、あなたが心の中で自分に向かって言うことばを変えるためのものです。

第1のテクニック

どうすれば、体の感覚をコントロールできるのでしょうか。それは、自分の呼吸と筋肉の緊張をコントロールすることで、可能となります。パニック発作のとき、多くの人は、息が苦しくて、「呼吸が足りない」と感じているかもしれませんが、実は、パニック発作のときは、呼吸し過ぎの状態になっていることがほとんどです。過呼吸こそが、パニック発作のときに起こるさまざまな身体感覚の原因です。したがって、呼吸のコントロールの方法をおぼえれば、パニックになっても、その症状をかなり軽減することができます。加えて、筋肉の緊張をコントロールする筋リラクゼーション法をおぼえることで、心理的な緊張をほぐすことや、ストレスのレベルを下げることが可能になります。

第2のテクニック

1度パニック発作を経験すると、パニック発作の引き金になるような状況を回避するようになる人がいます。特に、パニック発作が起こっても、すぐ逃げ出すことができないとか、助けを求めるのが難しいといった状況に対しては、その傾向が強いです。短期的には、こうやって回避することで、パニック発作を止めることは、確かにできます。しかし、長期的に見れば、回避しなくてはならない対象がどんどん広がって、ついには、家から1歩も出られないとか、1人で居ることが全くできないといった状態になってしまうこともあります。

パニック発作が起こった状況を回避することは、当座のパニック発作の回数を減らすので、はじめのうちは賢明なことのように思われるかもしれません。しかし、回避行動をとることには、実は、明らかな問題点があります。それは、回避を重ねていくたびに、次に同じ状況におかれた時、「この場を回避しなくては！」という気持ちが、いっそう強く感じられる、ということです。回避すればするほど、ますます強く回避の必要性を意識してしまうのです。このようにして、問題は、パニック発作そのものに限られなくなり、「もしパニックが起こったらどうしよう」「パニック発作が起こりそうな場所はとにかく避けよう」と、四六時中不安のうちに過ごすことになります。広場恐怖が生じているのです。回避の対象となっているのは、過去にパニックや不安と結びつけられてしまった状況です。第2のテクニックは、このような自分が回避している状況に直面するための方法です。

第３のテクニック

あなたは、パニックが起きる前は、頭の中で何を考えていますか？パニック発作の最中は？パニック発作の後は、どうですか？この点を見つめなおすことも、この治療プログラムの重要な構成要素の１つです。あなたの中に、自分で自分の不安を大きくしてしまっている、誤解やゆがんだ考えが潜んでいないか、振り返ってみましょう。現実を検討することによって、このような誤った考えに疑問をぶつけ、変えていきましょう。第３のテクニックは、そのための方法です。

このほか、治療の途中には、パニック発作の身体的症状を実際に再体験して、身をもって大丈夫だということを経験する、という練習も含まれています。この経験は、パニック発作で身体的症状を自覚した場合に、恐怖感が強くなるのを防ぐのに役立ちます。

これらの自分の不安やパニックをコントロールするための方法は、どれも練習して身につけるテクニックである、ということを、忘れないで下さい。規則的に練習しなくては、これらの方法は十分な効果をあげられません。努力すれば努力するほど、努力に見合う結果が得られるでしょう。このプログラムが成功するかどうかを決定するのは、パニック発作や広場恐怖の重症度でもなく、パニック障害にどれぐらい長い間苦しんできたかでもなく、あなたの年齢でもありません。それは、あなたが自分の現状を変えよう、変えたい、と思う心意気次第なのです。

1.6　回復の妨げ

ここで１つ考えに入れておかねばならないのは、本来はなおすべき広場恐怖を逆に維持しようとする習慣です。一部の人々には、広場恐怖を維持し、回復を妨げる様々な要因が見られることがあります。そのなかで特に問題なのは、広場恐怖のある人や、またはその人の周りの重要な誰かにとって、広場恐怖が続いた方が何か都合がいいことがある場合です。例えば、自分の妻や夫が広場恐怖である場合、人によっては、「相手は当然自分に頼ってくるだろう、だったら浮気もすることはないから都合がいい」と考えるかもしれません。そんな人は、自分の妻や夫が広場恐怖であることを、喜んで受け入れてしまうでしょう。あるいは、自分自身が広場恐怖である場合、回避行動のために重要な用件も出向けないことが続くうちに、その結果として、自分の人生にとって重要な決定をしなくてすむようになることがあります。すると、人によっては、かえってそのままでいた方が楽だ、と思うかもしれません。このような依存傾向は、最初のパニック発作が起こる原因とは直接関係はないようですが、このような人では、明らかに回復が困難になります。この治療プログラムは、パニック発作への対処方法を学ぶためのものです。しかし、発作への対処だけではなく、パニック発作や広場恐怖からの回復の妨げとなっているものがないかどうか、もしあるならば、それをどうするかを考えてみる必要があるかもしれません。この点については、プログラムの後半でまた考えましょう。

1.7　不安の本質：危険警報

パニック障害に苦しむ人は、ほんの少しの不安に対しても、恐怖を抱くようになります。なぜなら、パニック発作の始まりの時には、不安が強まってくることを経験的に知っているからです。しかし、本来、不安とは有益なものです。

例えば、次のような状況を考えてみましょう。道路を渡ろうとしたら、交差点をバスが突進してきて、目の前５メートルのところまで迫ってきました。あなたは、驚いて歩道の方まで走って戻ろうとするでしょう。この時、あなたの脳は、あなたが走り出すより前に危険を察知しています。直ちに、アドレナリンが放出され、交感神経の働きが活発になります。交感神経の働きが活発になると、体に一連の変化が生じます。その変化は、どれ１つを取っても、すべて、より速く動き、怪我を避け、危険から逃れるためのものです。どのような変化が起こるか、１つ１つ検討してみると、この危険信号の価値が、よく分かるでしょう。

- 呼吸が速くなり、鼻腔と肺が大きく広がります。これにより、筋肉に

届く酸素が増加します

- 心拍数と血圧が上昇し、筋肉が必要とする酸素や栄養が、より速く届くようになります
- 血液は筋肉、特に、足にある大きな筋肉に振り分けられます。すぐには栄養を必要としない部分へは、あまり血液がいきません。従って、顔に振り分けられる血液は少なくなり、「顔面蒼白」になります
- 筋肉は緊張が高まり、すばやく反応できる用意を整えます
- 血液の凝固能力が高まり、万が一怪我を負った場合に、血液の流出を最小限にとどめることができるようにします
- 体を冷やすために、発汗が増加します。激しい身体活動のために、体温が上がり過ぎるのを防ぐためです。血管は拡張し、皮膚の近くへ浮き出てきて、血液を冷やします
- 心は、1つのことに集中します。「危険は何か、どうすればその危険から逃れられるか」という考えに集中し、その他のことは意識にのぼらなくなります
- 食べ物の消化は二の次になります。胃は、食物を消化するのを中止します。唾液の分泌が少なくなるので、口が乾きます。食物が胃に残るため、 吐き気や胃部不快感が生じます。そのかわりエネルギー源としてグルコース（血糖）が放出されます
- 免疫機能が一時的に低化します。そのかわり、体は、その持てる能力のすべてを、危険から逃れることに注ぎます
- 大腸や膀胱の括約筋が収縮します。自分の痕跡が残って、肉食動物が後をつけてくることがないようにするための反応が、いまでも人間に残っているせいです

これらの反応は、「逃走か闘争か」「逃げるか戦うか」の反応、と呼ばれています。危険が迫った緊急事態に対応するために、もともと人間を含めて動物に備わっているものです。この逃げるか戦うか反応が、自動的に活性化されることで、バスに轢かれそうになっても、あなたは走って逃げていくことができるわけです。身に危険が迫ると、逃げるか戦うか反応が自動的に起こって、まず人は危険から逃れようとします。逃げることが不可能な場合、

そこではじめて、人は振り向いて身を守るために危険と戦います。当然ながら、すべての不安が、命に関わる危険信号と同じぐらいの強さの反応を起こすわけではありません。試験や就職のための面接などの場面では、不安が高まりますが、普通は、放し飼いの猛犬を目の前にしたときに感じるほどのものではないでしょう。ただ、不安がどの程度のものであったとしても、不安に伴って生じる反応は、不随意の自律神経の支配下にあります。パニック発作の場合にも、漠然とした不安の場合にも、逃げるか戦うか反応は起こっているのです。反応が起こる点では同じですが、その程度が異なっているのです。

もう１つ、不安の有益な側面に注目してみましょう。それは、不安は、高度な技術や複雑な思考を要する活動を行うのを助けてくれる、という点です。何か試験を受けるとき、スポーツの試合をするとき、子供同士の言い争いを仲裁するとき、あるいは親族との間で問題を話し合うとき、完全にリラックスし切った状態では、ベストの結果を得られないでしょう。何事であれ、本当にうまく行うためには、神経を張りつめ、注意を集中していなくてはなりません。適度な不安は、注意力を高め活動の効率を上げてくれます。不安障害の患者さんの中には、とにかくすべての不安を恐れてしまって、本来は活動の効率を高めてくれるような不安ですら、恐れるようになる人もいます。不安に歯止めが効かなくなって、パニックになるかもしれない、と考えて、全ての不安を避けようとするのです。

不安が行き過ぎると、活動の効率が落ちます。不安の症状に関心が集中して、逃げ出したくなるからです。過剰の不安は、間違いを起こす原因にもなります。課題が困難であればあるほど、細心の注意をもって不安の程度をコントロールすることが重要になります。活動の効率を最高にするためには、神経が張りつめて緊張してはいるけれども、自分を保っていられる状態が、理想です。不安と技能のレベルの関連を、グラフに示しました。このプログラムでは、状況が許す時には平静を保ち、また、状況が厳しい時には、緊張しながらも自分を保っていられるための方法を、お教えします。

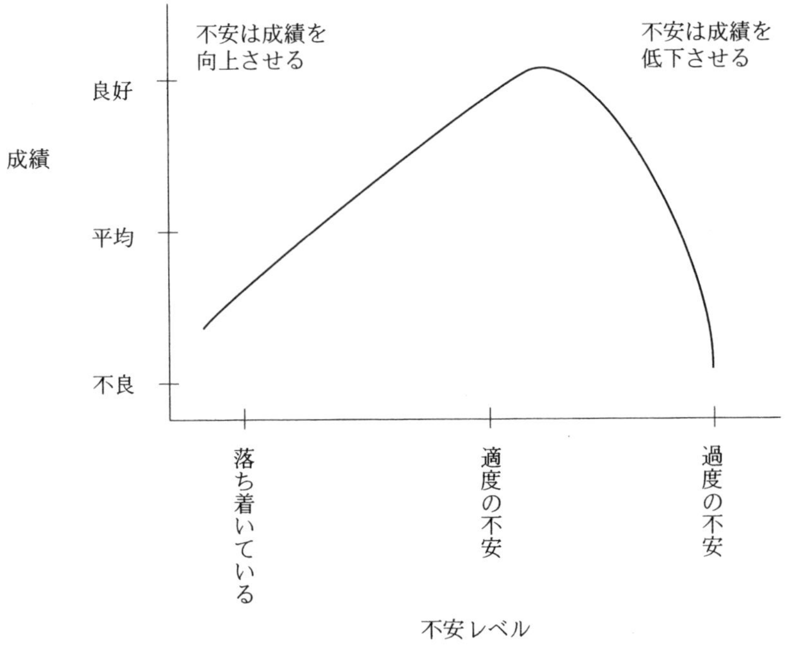

図 7.1： ヤーキーズ・ドッドソン曲線

1.8 不安：間違い警報

不安が問題となるのは、逃げるか戦うか反応が、あまりに敏感である時です。ガス漏れ探知機が、あまりに敏感だと、間違った警報を鳴らすことがあるのと同じで、体の警報機が、敏感すぎると、逃げるか戦うか反応が、間違った時に起こってしまいます。もし、この警報機があまりに簡単に反応するようだと、他の人が不安に感じないような状況で、不安になってしまうでしょう。例えば、広場恐怖を伴う不安障害の人の場合、スーパーで不安になるかもしれません。すると、不安がきっかけとなって、レジで並んでいる時に、目まいを覚え、頭がふわふわし、現実感が少し薄くなるかもしれません。こんなふうに警報機がすぐに反応してしまうと「もしここで気が狂ってしまったらどうなるだろう？みんなの見ている前で走り回って、叫び回って、人に殴りかかりでもしないだろうか？」などと考え、ますます不安になるでしょう。結局、自宅に引きこもってしまうことになるかもしれません。

他の人が不安を覚えないような状況で不安になるとすれば、あなたの不安「警報機」（逃げるか戦うか反応）が敏感すぎることを意味しています。暴走するバスや、野生動物や、その他の危険からあなたの身を守るためのものであった警報反応が、間違って起こってしまっているのです。

逃げるか戦うか反応は、短期的には有用なものです。とりわけ、走って逃げるなどして、実際に体を動かすことで危険を避けることができるような場合には、有用です。しかし、長期的に見れば、それは必ずしも役に立たないものです。現代社会の複雑でストレスフルな状況においても、あまり役に立たないものでしょう。例えば、交通警官に呼び止められた時には、逃げても無駄ですし、上司に叱られた時に、肉体的に戦ったとしても、なんの得にもなりません。しかしながら、この逃げるか戦うか反応は、われわれの祖先にとっては役に立ったものですから、まだわれわれの体の一部分になっているのです。われわれが脅威を感じた時に、息苦しく感じ、心臓がどきどきして、吐き気がしてきて、手足の筋肉がピリピリして震えるのも、当然のことなのです。なぜなら、これらの反応はすべて、われわれが逃げるか戦うかすることでその脅威に対抗できる場合であれば、本来有用なものだからです。

パニック発作の症状は、これらの反応に非常に似通ったものです。なぜなら、パニック発作は、間違った時に引き起こされた逃げるか戦うか反応だからです。みんな知っているように、自分の外側には何の危険もありません。列車が衝突するわけでもないし、スーパーが燃え出すわけでもないし、銀行の列に並んでいる間に空気がなくなるわけでもありません。普通の人は、自分の周りに危険がなければ、例え不安が生じても、それが不合理なものだと自覚することができます。しかし、パニック障害の人は、不安が生じると、自分の周りに危険がなくても、自分自身の中に危険があるのではないかと恐れてしまうのです。心臓発作が起こるのではないか、自分がコントロールできなくなるのではないか、気が狂うのではないか、と考えてしまうわけです。

1.9　なぜ間違い警報が起こるのでしょう？

パニック発作の本体は、逃げるか戦うか反応が敏感すぎるせいで生じた、間違い警報である、とすると、いったいどうしてそんなことが起こるようになったのでしょうか。あなたが、他の人に比べて、逃げるか戦うか反応を起こしやすくなったのは、どうしてでしょうか。不安警報が過敏になる原因は、次の３つです。第１は、ストレスです。ストレスと不安の関係については、先に述べました。第２は、過呼吸です。過呼吸とその対処方法については、後で述べることにします。第３は、あなたの性格やものの考え方、感じ方から来るものです。

1.10 性格の影響

性格とは、我々が、ふだんどのように反応し、どのように感じ、行動するかのパターンを言います。パニック障害で治療を受けに来る人々の多くは、一般に自分のことを神経質だと考えています。多くの人は、自分のことを、敏感で、感情的で、心配性だと述べることが多いようです.このような性格には長所もあります。例えば、敏感だということは、他の人のことをよく理解し、したがって、他の人から好かれやすいと言う意味でもあるからです。しかし、感情的で心配性であるということは、パニック発作や広場恐怖が育つ基盤にもなります。上に述べたような性格の傾向を、神経症傾向、と言います。神経症傾向の高い人は、ストレスの多い出来事に出あうと、身体の覚醒度が上がって、身体が非常に敏感になりやすいようです。身体感覚の些細な変化でも察知して、パニックの徴候である、と誤って考えてしまうこともあるかもしれません。この治療プログラムで、「認知再構成」とリラクゼーションの技法を身につければ、あなたの性格のこうした側面をコントロールしていくことも、できるようになります。

1.11 まとめ

ストレスや脅威を感じる状況に直面すると、我々の体は、自動的に生理学的な反応を起こします。このような反応は、おそらく、何千年にもわたって、我々の体の生理学的な体質の一部分であったものと思われます。それは、自分の身を守り、ストレスの原因から逃げるための原始的な反応です。この反応により、われわれの体は、脅威に対応して激しい運動をするための準備をするのです。

これらの自動的な反応は、実際に激しい運動をすれば、すべて消えてしまいます。ストレスの多い状況にさらされると、走り出すか、何か体を動かすかしたいという衝動に駆られるのは、このような理由のためです。しかしながら、複雑な現代社会では、運動によって脅威に対処できるわけでもありませんし、また、いくらストレスにさらされたと言っても、突然このような身体運動を始めるわけにもいきません。したがって、これらの自動的な反応をおさめることができにくいのです。

とりわけ、この反応が、身体的な危険ではなくて、自分の中の不安など、不快な考えによって引き起こされている場合には、この自動反応そのものをおさめることは、ますます困難なものとなります。思い悩む傾向が強すぎる人にとっては、これらの反応は、心配のもとにしかならず、さらに強い不安を引き起こすことになります。こうなると、より一層強く逃げるか戦うか反応が引き起こされ、一連の悪循環が始まります。治療のためには、この悪循環を止めなくてはなりません。その１つの方法が、過呼吸をコントロールすることです。

1.12 過呼吸

逃げるか戦うか反応のうちでも、パニック障害と広場恐怖の治療の上で、もっとも関心を向けるべき要素の１つが、過呼吸です。ここでは、この過呼吸について、考えることにしましょう。

逃げるか戦うか反応のところで述べたように、不安警報は呼吸を増大させます。過呼吸が起こるのです。過呼吸は、パニック障害と広場恐怖で見られる症状の多くを必要以上に悪化させます。このことは、非常に重要です。なぜなら、パニック障害と広場恐怖の本質は、特定の状況に対する恐怖というよりも、パニック発作そのもの、不安反応そのものに対する恐怖であるからです。

過呼吸には、不安症状を悪化させる力があります。では、どうしてそうなのかを見ていきましょう。次に示した図は、呼吸がどのように行われているのか、そのあらましを示したものです。

息を吸うと、酸素が肺の中に入り込みます。酸素は、肺にめぐってきた血液の中に溶けこみ、そこでヘモグロビンという分子と結合します。ヘモグロビンは、赤血球に含まれる分子で、酸素と結合する作用を持っています。ヘモグロビンは、酸素を体の隅々の細胞まで運んでゆきます。運ばれてきた酸素は、ヘモグロビンから放出され、体の細胞に使用されることになります。細胞は酸素を消費し、その廃棄物として二酸化炭素を産出します。そして、今度はこの二酸化炭素が細胞から血液の中へ放出されます。二酸化炭素は、血液に乗って肺まで運びこまれ、息を吐くことで体の外へ排出されます。

不思議なのは、酸素と結合する作用があるヘモグロビンが、どうして体の隅々では、酸素を放出することができるのか、という点です。ヘモグロビンが酸素を放出する時の鍵は、何なのでしょうか。それは、二酸化炭素です。

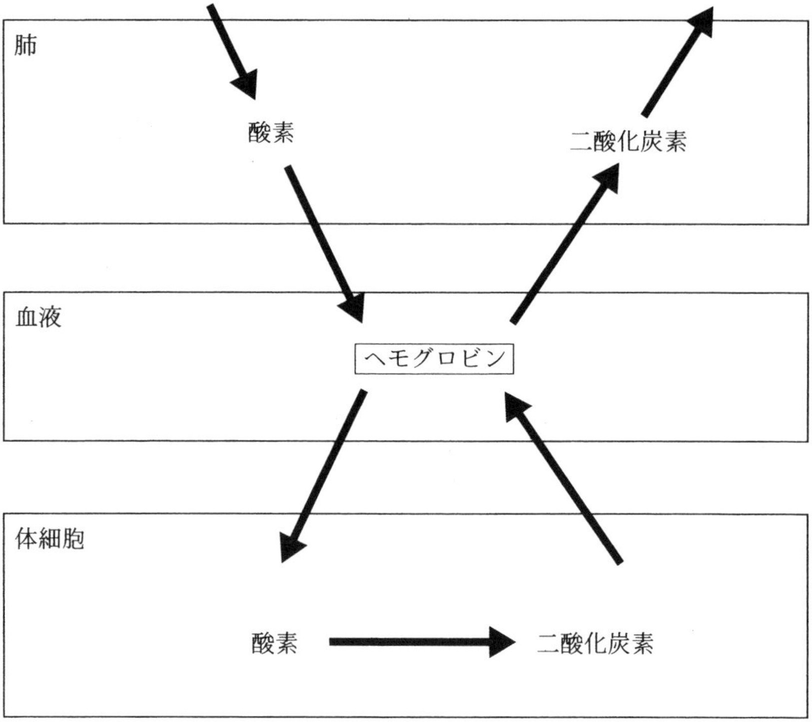

ヘモグロビンは、二酸化炭素に出会ったときに、酸素を放出する作用を示します。逆に言うと、血液中に二酸化炭素がないと、ヘモグロビンは酸素を放出することができないのです。酸素を吸いこむことも重要ですが、その一方、血液中に適度な二酸化炭素があって、ヘモグロビンが体の細胞のためにうまく放出することができることも、同じぐらい重要なのです。過呼吸が不安を増大させるのは、このことと深く関係しています。過呼吸で不安が増大するのは、二酸化炭素を多く吐き出しすぎることによる影響が原因なのです。

呼吸しすぎると、血液の中の二酸化炭素が少なくなります。呼吸しないでいると、逆に二酸化炭素が増えてきます。体調がベストなのは、酸素と二酸化炭素のバランスがとれているときです。過呼吸になると、血液中では二酸化炭素が減って、酸素が増えてくることになります。このようなアンバランスが生じると、体の中でいくつかの変化が生じます。

過呼吸によって起こる重要な変化の１つは、体の血管の一部が収縮することです。特に、脳への血管が収縮するため、脳へ送られる血液がやや少なくなります。血管が収縮して狭くなる上に、二酸化炭素が少なくなっているせいで、酸素を運んでいるヘモグロビンは、二酸化炭素と出会いにくくなっています。つまり、体の一部では、血液の届く量が減るだけでなく、この血液によって運ばれてきた酸素が、うまく細胞のために放出されないという事態がおこってきます。皮肉なことですが、過呼吸によって、酸素はうんとたくさん体の中に取りこんでいるのにもかかわらず、脳や体のほかの部分へ運ばれる酸素は、少なくなっているのです。これらのために、次のような症状が生じてきます。

脳へ運ばれる酸素が少なくなるために起こってくる症状は、次のとおりです。

- 息苦しさ
- ふらつく感じ
- 目まい
- 自分の体が何か違う感じがしたり、自分の体が非現実的な感じがする
- 周りの物が非現実的に見える
- 困惑

- 心拍数の増加
- 手足や顔がピリピリする
- 筋肉のこわばり
- 手のひらに汗をかく
- 口が渇く

過呼吸のために運ばれる酸素が減少しても、その程度は軽度なものです。これらの症状が出ても、本質的には体にとって全く害がないことは覚えておいて下さい。

過呼吸のときに生じるもっとも不快な感覚の1つは、「十分な空気を呼吸することができない」という感覚です。そのために、もっと強く、もっと速く呼吸するようになりますが、それは間違いで、症状が悪化するだけです。過呼吸が続くと、さらに以下のような症状も出てきます。

- 回転性目まい
- 吐き気
- 呼吸が制限される感覚
- 胸に刺すような痛みがする、胸に圧迫されるような痛みがする、胸が締めつけられる感じがする
- 筋肉の麻痺
- 恐怖感の増強
- 何か恐ろしいこと、たとえば、心臓発作や脳出血が起こるのじゃないか、死んでしまうのではないか、という感覚

また、過呼吸をすると、必要以上のエネルギーを消費することになります。そのため、以下のような症状も出てきます。

- ほてり、灼熱感
- 発汗
- 疲労感
- 筋肉の疲労、とくに胸部

こうした過呼吸によって生じる身体感覚のリストを見ると、パニック発作のときの症状と、たくさんの共通点があることに気がつかれると思います。また、過呼吸によって生じた感覚を、何か深刻な体の病気の徴候だと間違って考えてしまう人があることも、理解できるでしょう。そして、このような考えが生じると、不安が一段と増強し、過呼吸はますますひどくなって、さらに症状が悪化し、長引いていくことになります。

過呼吸によって生じる身体感覚は、非常に不愉快なものです。人によっては、恐ろしいものだと感じられるかもしれません。しかし、これらの感覚は決して危険なものではないのだ、ということを覚えておいて下さい。こうした身体感覚は、身体的には不愉快なものとして経験されるかもしれませんが、あなたを傷つけるものではありません。あなたが過呼吸をやめれば（あるいは、次に述べるようなあなたの体の防衛機能が作用し始めれば）、これらの感覚は消失します。

過呼吸は、人間の生存にもともと必要であった、逃げるか戦うか反応の形の1つです。しかし一方で、人間の生存には、酸素と二酸化炭素のバランスが取れていることも必要です。このバランスが崩れることがないように、人間の体にはいくつかの防衛機能がそなわっています。過呼吸がしばらく続くと、体は酸素と二酸化炭素のバランスを調節するために、この防衛機能がはたらきはじめます。そもそも人間は、体の機能を維持するために、たくさんの防衛機能を持っています。例えば、急に立ちあがっても、そのたびに気絶しなくてすむのは、血圧を一定のレベルに保つための防衛機能のおかげです。食事、睡眠、体温の調節にも、さまざまな防衛機能が作用しています。これらの機能は生れつきそなわっており、長期にわたって維持され続けます。そして、体に何か変化があれば、すぐに自動的に働き始めるのです。

呼吸は自動的にコントロールされる面と、意識的にコントロールされる面とがあります。あなたが意識していなくても、体が自然に呼吸数を維持しています。しかし、自分でそうしようと思えば、意識的に呼吸数を変えることもできます。例えば人間は、水中では自分の意志で一時的に息を止めることができます。第2節では、過呼吸によって生じたパニックの症状を減らすための方法を、この呼吸コントロールの随意的な側面を利用しながら学ぶことにしましょう。

過呼吸によってどのような反応が生じるかには、個人差がありますが、上にあげたような症状が訴えられることが一般的です。パニック発作の症状は、主に、このような過呼吸の症状に由来しています。過呼吸がひどくなれば、パニック発作の症状もひどくなるのです。また、軽度の過呼吸は、持続的な恐怖感を引き起こすことがあります。

ここで繰り返し強調しておきますが、過呼吸それ自体は、人体にとって全く危険なものではありません。過呼吸は不愉快なものであり、時には非常に苦痛に感じられることもあります。しかし、重度の不安を引き起こすことはあっても、身体的に危害が生じることはありえません。呼吸数の増大は、逃げるか戦うか反応の一部であり、体を危害から守るための、生物としての自然な反応です。危険が迫った時、脳がいち早くそれに反応を示すのも、人間が衝動的にその場から逃げ出そうと駆られるのも、すべて本能にもとづく自動的な反応なのです。

過呼吸は、周りで見ている人にとっても、本人自身にとっても、はっきりそれとわからないことがあります。過呼吸といっても、明らかに息が荒いのが分かるものばかりではなく、一見そうとは気づかないような、微妙な形での過呼吸というのもあるのです。特に、ふだんから持続的に過呼吸傾向がある場合には、なおさら気づきにくいものです。このような場合、もともと血液中の二酸化炭素は少なくなっていますが、さいわい体の防衛機能がなんとかそれをカバーしているので、ふだんは過呼吸の症状が現れずにすみます。しかし、ぎりぎりでバランスをとっているだけですから、もうあと少し二酸化炭素が減っただけで、体は対応できなくなってしまいます。こうした状態では、ため息やあくびなどのせいで、ほんの少し呼吸に変化が生じただけで、たちまち先に述べた自覚症状が引き起こされることがあります。

1.13 過呼吸の種類

過呼吸には、少なくとも4つの種類があります。最初の3つは、短期的なもので、本来は、何か特定のものに対する恐怖症のある人（例：先端恐怖症など）で、よくみられるタイプのものです。3つとも、例えば、恐怖症の人が恐怖の対象に暴露された時のような、一時的に強い不安が生じたときにだけ、起こるものです。残りの 1 つは、習慣的なものです。1 日を通じて持続的に起こるものであり、呼吸に悪い習慣、もしくは悪いスタイルが身についてしまっているのだ、と言ってもよいでしょう。

1.　**息が荒いあえぐような呼吸、速すぎる呼吸**

急性の不安や恐怖に伴って起こりがちな呼吸です。このタイプの呼吸は、血液中の二酸化炭素をを急激に減少させ、不安を急激に増大させます。

2.　**ため息、あくび**

ため息やあくびは、落胆したり落ち込んだりしたときに起こりがちです。どちらも、深すぎる呼吸です。

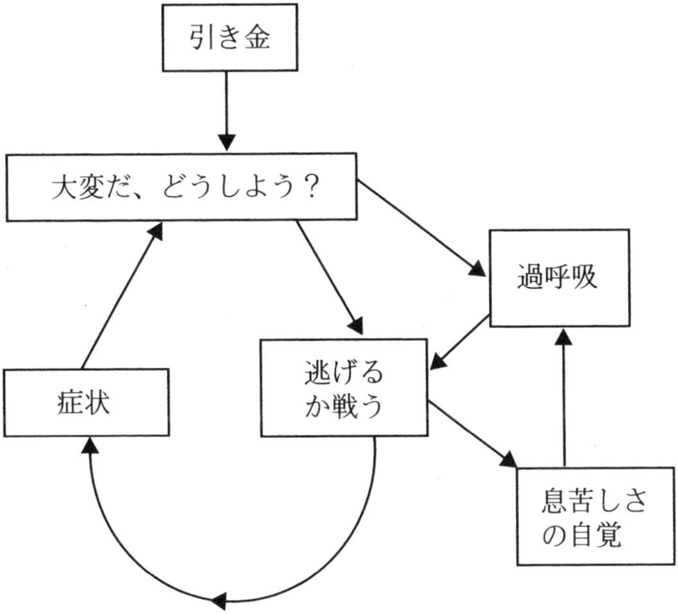

図 7.2 : Salkovskis, P M (1988) Hyperventilation and anxiety. Current Opinion in Psychiatry, 1, p.78 から改変して引用

3.　**息をのむ**

何か恐ろしい物事を考えたときなどに、息をのみます。たとえば、長い間ずっと何かを避け続けてきた人の場合では、その何かに取り組もうと考えただけで、息をのんでしまうでしょう。

4.　**慢性の習慣的過呼吸**

これは、長期間にわたって、呼吸の深さやスピードが増している状態が続くことをいいます。ふつうは、これだけではパニックを引き起こすには至りませんが、こういう呼吸をしていると、いつも不安がちで頭がふらふらして、物事をはっきりと考えることができなくなります。そういう人が、ストレスにさらされて、ほんの少しでも呼吸をしすぎた時には、いよいよ本当のパニック発作に見舞われることになってしまいます。

過呼吸の引き金と悪循環の形成：恐怖の対象が引き金となり、過呼吸が起こります。過呼吸が起こると、さらに図 7.2 のような悪循環が生まれてきます。

1.14 不安症状についてよく見られる誤解

不安が極めて強い場合、「このまま不安が続いていったら、最後には一体どうなってしまうのか」と心配する人が、よくあります。不安がエスカレートして手がつけられないことになるのではないか、あるいは、何か重大な身体的、もしくは精神的な問題が生じるのではないか、と心配するのです。その結果、不安に伴って生じる身体感覚そのものが、脅威として感じられ、さらなる不安反応を引き起こしてしまいます。このような悪循環に陥らないためには、不安について見られることの多いこうした誤解を、ここで振り払っておかねばなりません。

1.14.1　気が狂う

パニック発作の身体感覚を経験するとき、多くの人は、気が狂うのではないかという恐怖感を抱きます。自分は統合失調症（精神分裂病）になったのではないか、と考える人もいるようです。しかしながら、統合失調症とパニック発作は、全く異なるものです。パニック発作は、突然始まり、繰り返す傾向があります。統合失調症は、徐々に始まり、症状はパニック発作のように出たり消えたりするものではありません。パニックの経験も、統合失調症とは全く異なるものです。統合失調症の患者さんは、会話や思考がまとまりを欠いた奇妙なものになり、幻覚や妄想が出現します。これは、頭の中が真っ白になったり、他の人が心配しないようなことについて心配することとは異なります。たとえば、妄想は、宇宙から変なメッセージが頭に送られていると信じ込む、といったものです。幻覚の例としては、誰もいないはずなのに、人と人が会話している声が聞こえる、といったものがあるでしょう。また、統合失調症は、遺伝的な基盤が強いので、一部の人のみが統合失調症になり、その他の人ではどれほどストレスが加わっても、この病気にはなりません。統合失調症になる人は、20歳以降のほとんどの期間において、軽症の統合失調症の症状を示していることがふつうです。したがって、今のあなたにそのような軽症の統合失調症症状がみられないのであれば、これから先も統合失調症を発症する可能性は低いと言えるでしょう。特に、あなたが25歳以上ならば、可能性はさらに低くなります。統合失調症は、ふつう、10代後半から20代前半に発症するものだからです。

1.14.2　自分をコントロールできなくなる

パニック発作のときに、自分をコントロールできなくなるのではないかと思う人があります。その意味するところは、体がすっかりまひして動けなくなる、ということだったり、自分が何をしているのか分からなくなって、人を傷つけるか、何か恥ずかしい真似をするかしながら、大声をあげて走りまわる、ということだったりするようです。先ほどの「逃げるか戦うか」反応の説明から、この感情がどこから来るのかおわかりでしょう。不安に対して反応が起こっている時には、体全体が活動の準備をしていて、危険から走って逃げ出したいという非常に強い欲求がしばしば生じます。問題は、不安に対して反応が起こっていても、逃げるわけにも戦うわけにもいかない時です。こうした場合には、ひどく混乱して、現実感がなくなったり、考えがまとまらない感じがするかもしれません。しかし、あくまでもそう感じるだけのことであって、あなたは、そんなときでも、まだまだ思考も行動も正常を保つことが十分できます。今襲ってきたパニック発作に対処するために、どのように行動するか、その場にとどまるのか、すぐにそこを立ち去るのか、自分で考え、自分で決めることができているはずです。

1.14.3　心臓発作

不安に伴う反応のせいで、胸に痛みが生じ、手足がピリピリして、息が苦しくなることがある、と先に述べました。ちょっと考えると、こんな症状が出たときには、心臓発作で死ぬのではないか、と心配するのは、自然なことのようにも見えます。幸いなことに、ほとんどの人は心臓発作を経験したことがないので、それがパニック発作とどう違うのか知りません。心臓発作の症状は、呼吸困難と胸の痛みを含みますが、それらは運動と強い関連があり、安静にしていると消え去るものです。これに対して、パニック発作の症状は、いつでも起こる可能性があります。運動中にパニック発作が生じ、運動によって発作が悪化することもありますが、その一方、パニック発作の症状は、青天の霹靂のごとく何の前ぶれもなく生じることもあって、ときには睡眠中に生じることすらあります。心臓発作が心配で、病院を受診する人もあるでしょうが、医師が心電図を取って異常なしと宣言したならば、発作が心臓の病気によって起こっているということは、考えにくいでしょう。心臓病は、心臓の電気活動に明白な変化を生じますが、パニック発作は、心拍数を増やすだけですから、両者は簡単に区別できるのです。

― 第 2 節 ―
呼吸コントロール

2.1　自分の過呼吸を知ろう

パニック発作の治療のためには、過呼吸を予防し、コントロールすることが重要です。そのための第1段階は、いつ、どんな風にして、自分が呼吸しすぎているかを認識することです。

まず、自分の呼吸を、今ここで記録してみましょう。息を吸って、吐きおわるまでを1回と数えます。時計を見て1分間の間に、自分が何回呼吸するかを数えてみましょう。最初は難しい感じがするかもしれません。呼吸を意識的に速くしたり遅くしたりしてはいけません。ここに何回だったかを記入しましょう。

＿＿＿＿＿＿＿回

治療プログラムの一環として、あなたは1日のうちで何度か自分の1分間の呼吸回数を記録しなくてはなりません。この節の最後に、そのための用紙が用意してあります。

では、ここで質問です。あなたは、次のようなことはありませんか？

● **呼吸が速すぎませんか**

人間は、安静にしているときには、ふつう1分間に10～12回しか呼吸しません。もしあなたの呼吸回数がこれ以上であれば、呼吸の回数を減らさなくてはなりません。

● **呼吸が深すぎませんか**

呼吸していると、時々胸が広がりすぎのように感じませんか。お腹を使うことと、鼻で息をすることが大事です。スムーズに、軽やかに呼吸するように意識しましょう。口で呼吸するのは、たいていの場合悪い習慣ですから、練習で矯正しなくてはなりません。

- **他の人よりも、ため息やあくびをすることが多くありませんか**
  ため息やあくびがあまり多いようであれば、それは過呼吸の兆しかもしれません。

- **誰かが外出に誘ってきたり、電話が鳴ったりするときなどに、深く息を吸って息を止めることはありませんか**
  1回深い息をするだけで、多くの人では過呼吸の悪循環が引き起こされてしまいます。

自分の呼吸の状態を知ることに加えて、どんなことが過呼吸のきっかけになるのかを知ることも、重要です。

- **タバコを吸いすぎたり、お茶やコーヒーを飲みすぎたりはしていませんか**
  タバコ、お茶、コーヒーは、どれも「逃げるか戦うか」反応を促進する刺激物質です。タバコは最低限に減らしましょう。また、不安が生じてきそうな状況では、タバコは吸わないようにしましょう。コーヒーやお茶については、治療プログラムを受けている間は、カフェイン抜きのものにかえるようにしましょう。治療プログラムが終わった後でも、コーヒーやお茶は、1日1～2杯までにしましょう。カフェインがパニック発作の引き金になっている人もあります。思い当たるようでしたら、カフェイン類は全て避けた方がよいでしょう。

- **お酒を飲みすぎていませんか**
  アルコールは、飲んだばかりの時には鎮静作用を示します。しかし、飲んで数時間後からは、むしろ刺激作用の方が強くなってきます。そして、この刺激作用が生じているときと、二日酔いの時には、過呼吸発作が起こりやすくなるのです。

- **月経前緊張症や強い生理痛はありませんか。**
  女性のなかには、生理前の1週間、ほてりや動悸など、様々な自覚症状が出現する人があります。これは、月経前緊張症といわれるものです。こうした症状がある人では、生理の前には、パニック発作に似たような症状も出たりして、辛いことがあるかもしれません。生理前や生理中に体調が変わりやすい人は、自分の状態に気をつけていて下さい。もし体調に変化があるようなら、これをパニック発作や過呼吸の症状に対処するための練習の機会として、利用してみましょう。

- **いつもせっかちになっていませんか。**
  きちょうめんで、働きすぎたり、せっかちだったりしていませんか？仕事のスピードをゆるめて、ゆとりがもてるようにしましょう。自分のスケジュールを調整して、次から次へと急がなくてもいいようにしましょう。身体活動の量が増えると酸素の需要も増えますから、その結果、呼吸の回数と呼吸の深さが増大して、過呼吸になりやすくなります。仕事のときは落ち着いて、適度なスピードでやるようにしましょう。その方が、成果も上がります。

2.2　呼吸コントロールの技法

不安、またはパニックの最初の徴候があらわれたとき、まず最初に用いるのがこの技法です。過呼吸になったかな、と思ったら、すぐに次のことをしてください。

- その時にやりかけていることをやめて、腰をおろすか何かにもたれかかる
- 息を止めて、10数える（このとき深く息を吸わないこと）
- 10まで数えたら、息を吐く。そして、静かに、ゆっくりと、「リラック

ス」とか「落ち着こう」と、自分に言い聞かせる。鼻を通して息をすることを忘れないこと

- 6秒に1回の速さで呼吸する。3秒間息を吐いて、3秒間息を吸う。これで1分間に10回呼吸することになる。息を吐くたびに、先程のように、自分にむかって「リラックス」とか「落ち着いて」と言い聞かせる
- 10回呼吸するたびに（つまり、1分ごとに）、10秒間息を止めて、それからまた、6秒に1回の呼吸を続ける
- 過呼吸の症状がすべて消失するまで、この呼吸を続ける

過呼吸の最初の徴候があらわれたとき、すぐにこの呼吸コントロールを始めれば、症状は1～2分の間に静まり、パニック発作にまで至ることはありません。このコントロール技法は、練習すれば練習するほど上手になり、過呼吸やパニック発作をうまくコントロールできるようになるでしょう。目指すゴールは、不安やパニックが襲ってきても、冷静さを保ち、パニック発作が起こらないようにすることだということを忘れないで下さい。過呼吸の一番最初の徴候に気づいたら、すぐにこの技法を思い出し、実行することを、習慣づけるようにしましょう。

2.2.1　うまくいかないとき

なかには、呼吸コントロール技法をやると、「不自然だ」とか「気分がおちつかない」と感じる人もあります。しかし、1分間に10回という速さで呼吸することは、決して不自然なことではありません。もっとも、長いこと慢性的に過呼吸の状態にあった人にとっては、慣れないことと感じられるのも、無理はないでしょう。それでも、様々な場面で繰り返し練習すれば、呼吸コントロールは、ごく普通のことになり、症状の改善を自覚することができるようになります。

この技法をやると、かえって症状が悪化すると感じられるときには、時計で時間を測るようにしましょう。自分で数えているだけでは、知らないうちに呼吸速度が速くなってしまうことがあるからです。

あまりに多くのことを、あまりに早くに期待してはいけません。理想的な環境のもとで、毎日習慣的に練習を続けていれば、例え困難に追い込まれた

ときでも、慌てることなく、この技法を利用することができるようになるでしょう。

呼吸に注意を集中することは、一部の人には、なんだか「変な」ことに思えるかもしれません。しかし、我慢して練習を続ければ、そのような感覚は、自然となくなっていきます。

2.3　呼吸回数の記録

階段をのぼるなど、呼吸回数が増えるような活動をしているのでない限り、1日4回、以下の時刻に、自分の呼吸回数を測りましょう。もし呼吸回数が増えるような活動をしている時は、それが終わった10分後に、呼吸回数を測りましょう。測定のときは、静かに座っているか、立った状態で測るようにします。息を吸って、吐き終わるまでを1回と数えます。息を吸って吐いて「1」、また息を吸って吐いて「2」、といった具合です。こんなふうに、まず普段のあなたの呼吸回数を1分間測定したら、次に呼吸コントロールを5分間練習しましょう。そして練習の後に、もう1度1分間呼吸回数を測定します。測定が終わったら、次の表に記入してください。あなたの呼吸回数が、呼吸コントロールの練習によって、ちょうど良い回数になっているかどうかを、治療者と一緒にチェックしてみましょう。

	午前8時		正午		午後6時		午後10時	
日付	練習前	練習後	練習前	練習後	練習前	練習後	練習前	練習後

― 第 3 節 ―
リラクゼーション・トレーニング

3.1 リラクゼーション・トレーニングの重要性

前の節でも触れたように、人間は、脅威やストレスに対して、逃げるか戦うか反応として知られている反応様式を、生れつき本能としてそなえています。この逃げるか戦うか反応は、筋肉の緊張を高めてくれます。さまざまな課題を行うときに、集中力を高め、作業効率が向上するのも、この反応のおかげです。通常では、筋肉はいつも緊張の高い状態にとどまっているわけではありません。必要に応じて、緊張が高まったり、リラックスしたりするものです。１日のうちでも、その時その時の要求にあわせて、筋肉の緊張は高くなったり低くなったりするのが普通で、そんなふうに程良く変化していれば、緊張しすぎるということにはならないでしょう。

一方、もし、ストレスの多い時間がすぎた後でも、緊張が解けないでいると、必要以上に警戒した状態にとどまり、この緊張はやがて、心配や不安に変わってしまいます。絶え間ない緊張のもとでは、人は神経過敏になり、取るに足らない出来事でも、あたかも脅威であるかのように反応してしまうようになります。しかし、リラクゼーションの方法を学びさえすれば、これらの不安感に対しても、コントロールできるようになります。このプログラムでは、自分の緊張に自分で気づくことができるようになる方法と、深いリラクゼーションを達成する方法、そして、日々の状況のなかでもうまくリラクゼーションができるための方法をお教えしましょう。これがうまくできるようになるためには、２ヶ月以上毎日練習することが必要です。地道な努力が求められますが、自らすすんで取り組むようにしましょう。

緊張することは、何も悪いことばかりではありません。あなたにとって、時にはよい効果をもたらしてくれることもあります。ですから、緊張が起こったときに、それが有用なものか、不必要なものか、ということを区別できるようになることが、大切です。日々の緊張の多くは、実際は、不必要なものです。座っていたり、立っていたり、歩いたりなど、普通の姿勢をしているだけであれば、使う筋肉はほんのわずかですから、なにも強く緊張する必要はありません。一方、強い緊張が、非常に役に立つ場合もあります。例えば、テニスの試合で、サーブレシーブをしようとするときには、筋肉の緊張が高まっていないと、うまくいかないでしょう。しかし、次のような場合については、筋肉の緊張は、不必要なものです。(1) 筋肉の緊張が、警報としての意味をなさないとき。(2) 本来緊張しなくてもやれることなのに、緊張しすぎているとき。(3) 筋肉の緊張が必要とされる状況が終わった後でも、ずっと緊張が続いているとき。

このような不必要な緊張を解き、自分の感情や不安をコントロールし、心身の健康を維持するためには、リラクゼーション法を学ぶことが重要です。リラクゼーション・トレーニングは、まず、自分の体の緊張に気づくことから始まります。それができたら、次は、体全体のリラクゼーション、その次は、個々の筋肉の緊張を解くリラクゼーションへと、進んでいきます。

3.2 緊張に気づく

人間は、緊張や不安に長い時間さらされると、やがて、自分でも知らないうちに、どこにいても緊張や不安がずっと続いているという状態になってしまうことがあります。緊張していることが普通のことになって、パニック発作に襲われる最中のことに比べれば、むしろリラックスしていると感じられることもあるかもしれません。しかし、普段から緊張が高くなっていることは、決して望ましいことではありません。なぜなら、緊張が高いままになっていると、気がつかないうちに余裕のない状態になっていますから、ほんのちょっとした出来事でも、過呼吸やパニック発作のきっかけになってしまうからです。

あなたの体は緊張していませんか。体のどのあたりに、緊張を感じますか。これから12日間の間、あなたは、自分の体の緊張を、自分でチェックしてみましょう。次の表を使って、緊張している場所がどこか、どれぐらい緊張しているか、書き込んでください。緊張をチェックするのは、毎日同じ時間の方がよいでしょう。普通は、夕食の前が、もっとも適しています。緊張の度合いは、0～3の数字でどれぐらいか表すようにしましょう。

0	1	2	3
なし	低	中	高

筋緊張の評価

部位	1日目	2日目	3日目	4日目	5日目	6日目	7日目	8日目	9日目	10日目	11日目	12日目
目のまわり												
あご												
首のわき												
頭頂												
首の後ろ												
肩												
背中												
腰												
胸												
腹												
足の付け根												
お尻												
太もも												
膝												
ふくらはぎ												
足												
上腕												
前腕												
手												

3.3 リラクゼーション・トレーニング

3.3.1 漸進的筋リラクゼーション

漸進的筋リラクゼーションとは、筋肉を順番にリラックスさせる方法です。このセクションでは、漸進的筋リラクゼーションの方法と、等尺性リラクゼーションの方法の2つを説明します。両方のリラクゼーションの方法をマスターするようにしてください。なぜなら、2つのリラクゼーションは、それぞれ、使う場面や使う目的が違っているからです。漸進的筋リラクゼーションは、恐怖の対象にさらされる前に使う方法で、等尺性リラクゼーションは、恐怖の対象に直面している最中に用いる方法です。また、漸進的筋リラクゼーションは、リラックスしていない状態から、リラックスを得るための方法で、等尺性リラクゼーションは、リラックスしている状態を、維持するための方法です。

リラクゼーションのトレーニングは、はじめのうちは毎日1回はするようにしてください。特に、なにか緊張感や気が進まないと感じるようなことに取りかかる前に練習するのがよいです。練習は、椅子に座って行います。頭と肩をもたれさせてもしっかり支えてくれる、座り心地のよい椅子を選びましょう。適当な椅子がないときには、壁にクッションをあてて、そこにもたれて練習しましょう。仰向けになって練習するのを好む人も入ますが、すぐに眠り込んでしまうようならば、仰向けの姿勢はよくありません。リラクゼーション練習は、睡眠するためのものではありません。眠ってしまっては、リラクゼーションの練習にはならないからです。睡眠とリラクゼーションは、同じことではありません。練習中に寝てしまうようだと、緊張がやわらいでいく様子を自分に覚えさせることができなくなってしまいます。後で述べる段階的曝露練習の前や、自分が避けている状況にこれから直面せねばならないというときに、リラクゼーションの練習をすると、効果的です。リラクゼーションテープを使いながら練習すると、なおよいでしょう。

練習の効果を本当に長持ちさせようと思ったら、毎日欠かさず練習する必要があります。治療プログラムが終了してからも、自分でリラクゼーション・トレーニングを何年も毎日続ける人もあります。できればあなたも、ぜひそうしてください。確かに、みんながみんな、そこまで練習するというわけではありません。しかし、この技法の効果を本当によく知っているのは、毎日練習を続けている人や、緊張や不安に直面したらすぐこの練習をするのを習慣にしているような人たちなのです。

3.3.2　等尺性リラクゼーション

等尺性リラクゼーション練習は、自分が恐怖を感じた時に行うトレーニングです。筋肉を緊張させたりゆるめたりする練習もありますが、歩いたりするわけではないので、ほとんどの練習は、その場から動かずに行えます。等尺性、という言葉の意味は、筋肉の長さが同じまま、ということです。筋肉を緊張させるときも、筋肉の長さは同じままなので、他の人からすると、一見なにもしていないように思えるかもしれません。

等尺性リラクゼーション練習の時に、最もよく見られる間違いは、緊張を入れるのが急すぎたり、強すぎたりする、というものです。等尺性リラクゼーション練習は、やさしくゆったりとした練習です。練習の目的は、リラクゼーションであって、緊張を高めることではありません。筋肉の緊張を7秒間続けられない人も、少し短くてもよいですから、同じように練習すれば効果はあります。

まず最初は、人のいるところで座っている時の練習の仕方です。

- 小さく息を吸いこみ、7秒間息を止めます
- 息を止めている間は、くるぶしのところで足を交差させておきます。下になっている足は上になっている足を持ち上げるように、上の方の足は下の方の足をおさえつけるように、ゆっくりと両方の足の筋肉の緊張を高めます

あるいは、

- 息を止めている間に、くるぶしで両足をからめさせておきます。そして、2本の足を反対方向に横へ引っ張り合うようにして、ゆっくりと両足の筋肉の緊張を高めます

そして、

- ７秒たったら、ゆっくりと息をはきながら、「リラックスしよう」と自分に向かって話しかけます
- 自分に声をかけながら、ゆっくりと、筋肉の緊張を全部ゆるめてしまいましょう
- 緊張をゆるめたら、目を閉じます
- そのあと１分間、息をはくたびに、「リラックスしよう」とつぶやき、緊張をゆるめた状態をそのまま続けておきます

足以外の部分の筋肉もリラックスさせましょう。例えば、腕の場合は、次のようにします。

- 小さく息を吸いこみ、７秒間息を止めます
- 息を止めている間は、両手を重ねてひざの上に置きます。このとき、両方の手のひらは、向かい合わせにしておきます。そして、下の方の手は上の方の手を持ち上げるように、上の方の足は下の方の足をおさえつけるように、ゆっくりと両手や両腕の筋肉の緊張を高めます

あるいは、

- 息を止めながら、座ったまま椅子の下に手をさし入れて、椅子を引っ張り上げましょう。あるいは、椅子の後ろで手を組んで、両手を引っ張りあいながら、椅子の背にその手を押し当てましょう

あるいは、

- 息を止めながら、座ったまま首の後ろで両手を組み合わせます。そして、頭を後ろに押しつけながら、両手を引っ張りあいましょう

そして、

- ７秒たったら、ゆっくりと息をはきながら、「リラックスしよう」と自分に向かって話しかけます
- 自分に声をかけながら、ゆっくりと、筋肉の緊張を全部ゆるめてしまいましょう

- 緊張をゆるめたら、目を閉じます
- そのあと１分間、息をはくたびに、「リラックスしよう」とつぶやき、緊張をゆるめた状態をそのまま続けておきます

もしできそうなら、手や足以外の筋肉でも、同じような運動をやってみましょう。

次は、人がいる場所で立っている時の練習の仕方です。

- 小さく息を吸いこみ、７秒間息を止めます
- 息を止めている間に、両膝の関節を、本来曲がるのとは逆の方向に向かって、めいっぱい伸ばすようにして、ゆっくりと足の筋肉の緊張を高めます
- ７秒たったら、ゆっくりと息をはきながら、「リラックスしよう」と自分に向かって話しかけます
- 自分に声をかけながら、ゆっくりと、筋肉の緊張を全部ゆるめてしまいましょう
- 緊張をゆるめたら、目を閉じます
- そのあと１分間、息をはくたびに、「リラックスしよう」とつぶやき、緊張をゆるめた状態をそのまま続けておきます

立っている時の練習は、手や腕の筋肉を使ってもできます。

- 小さく息を吸いこみ、７秒間息を止めます
- 息を止めている間、体の前で手を組み合わせ、組んだ両手を左右に引っ張り合いましょう

あるいは、

- 息を止めている間、体の後ろで手を組み合わせ、組んだ両手を左右に引っ張りあいましょう

あるいは、

- 手すりのようなものを両手でしっかりと握りしめ、手や腕の筋肉の緊

張をゆっくりと高めましょう

そして、

- 7秒たったら、ゆっくりと息をはきながら、「リラックスしよう」と自分に向かって話しかけます
- 自分に声をかけながら、ゆっくりと、筋肉の緊張を全部ゆるめてしまいましょう
- 緊張をゆるめたら、目を閉じます
- そのあと1分間、息をはくたびに、「リラックスしよう」とつぶやき、緊張をゆるめた状態をそのまま続けておきます

3.3.3 その他の等尺性リラクゼーション

ほかにも、さまざまな筋肉を使って、等尺性リラクゼーションを行うことができます。一番緊張しやすくなっている筋肉から練習するのがよいので、それがどこかを探してみましょう（自分で決めるのが難しいようだったら、ふだん人から体の緊張を指摘されやすい場所にするとよいでしょう。「額にしわがよっているわ」「また足踏みしているよ」「歯をくいしばっているよ」などと言われることがないか、振り返ってみてください）。どの筋肉で練習するかを決めたら、その筋肉をどんなやり方で緊張させるか、練習の方法を考えましょう。あなたも、自分にあった等尺性リラクゼーションの練習を、自分でデザインしてみてください。

例

次の表は、等尺性リラクゼーションのメニューの一例です。あなたも、この例にならって、自分の等尺性リラクゼーションのメニュー表を作ってみてください。151ページの筋緊張の評価表で、「緊張が高い」と判定した部分の筋肉から、メニューを作っていきます。その部分の筋肉の緊張を高めるにはどうしたらいいか、また、それをリラックスさせるにはどうしたらいいか、その方法を表に書いて、実際にやってみましょう。筋肉の緊張は、やさしく、ゆっくりと高めていくようにしてください。

部位	筋緊張を高める方法	筋緊張をほぐす方法
肩と首	首をすくめて肩を上にあげる	肩を落とし、腕をだらーっとさせる
手	両方のこぶしをぐっと握りしめる	こぶしをひらいて、手のひらを上に向けて両手を膝の上に置く

リラクゼーションの上達を速めるためのポイント

1. リラクゼーションは技術です。何度も何度も繰り返し練習することで、上達していきます。
2. 緊張が高まっているなと感じたら、いつでもすぐにリラクゼーションの練習をしましょう。
3. 緊張に対してはリラクゼーションで反応する、という習慣をつけましょう。
4. 練習を重ねれば、人が見て分かるような運動をまったくすることなく、手や足の筋肉の緊張を高めることができるようになります。また、人前で気づかれないように練習をすることは、緊張をゆっくり高めてゆっくりゆるめる、というコツをつかむのに適しています。
5. 他人の目などがあって、７秒間緊張を続けるのが難しい場合には、もう少し短い時間でもよいでしょう。しかし、そういうときは、その場で何度か同じ練習を繰り返さないと、効果が出にくいかもしれません。

6. 苦しくなったり疲れてしまったりするほど、緊張させてはいけません。また、7秒以上緊張を続けるのも、よくありません。
7. 職場でデスクワークをしているときや、列をつくって並んでいるときなど、さまざまな状況で、緊張が高まってくるときがあります。こうした日常生活の場面でも応用できるように、練習の方法をアレンジしてみましょう。リラックスした方がいいと思ったときは、いつでもこの練習をするようにしましょう。
8. 何週間か練習を続ければ緊張が減り、また緊張しにくくなってきます。自分で自分をコントロールできる感じが高まって、自信もついてきます。

3.3.4 うまくいかないとき

人によっては、リラックスできないとか、リラクゼーションの練習がやれない、と感じることもあるようです。しかし、人間と言うものは、すべて同じような生物学的な特質を持っているのですから、ある人にはリラクゼーションが有効なのに、誰か別の人に対しては有効でない、という生物学的な理由はありません。リラクゼーションが有効でない人の場合、何らかの心理学的な因子が影響しているか、練習不足であることが災いしていることが多いようです。こうしたことは、克服可能な問題です。リラクゼーションがうまくいかないと思ったら、治療者と話し合うようにしましょう。うまくいかないときの例を、いくつか下記に示しました。

1. **「緊張が高すぎて、うまくリラックスできません」**

   緊張が高すぎる、というのがまさに治療するべき症状なのですから、実はこういう場合こそ、積極的にリラクゼーションの練習に取り組むのがよいのです。こういう人は、リラクゼーションには時間がかかるかもしれませんが、だからと言って、ずっと緊張しつづけるのを我慢しなければならない理由はないはずです。リラクゼーションを妨げる要因が、何かほかにないか調べることも必要かもしれません。

2. **「リラクゼーションの感覚が、あまり好きではありません」**

10人に1人ぐらいの割合で、リラクゼーションしようとすると嫌な感じがする、とか怖い感じがする、と訴える人があります。これはリラクゼーションの練習によって、自分の体の感覚と再び正面から向き合い、今まで長い間自分が押し殺してきた感覚に気がつき出したために起こることのようです。リラクゼーションの練習中に、自分をコントロールできなくなるのではないか、という心配はいりません。なれるまでの間は、リラクゼーションの練習中に、わざと緊張を高めるように戻したりするとよいでしょう。練習を続ければ、こういった変な感じはなくなります。

3. **「こんなに時間を無駄にして、なんだか気がとがめてしまう」**

リラクゼーションの練習は、あなたの回復過程のなかで、重要な役割をになうものです。この練習には時間がかかりますが、どんな治療法でもある程度時間がかかるものです。

4. **「練習するための時間や場所がなかなか見つかりません」**

とにかく工夫をしてみることです。柔軟な発想を心がけましょう。練習のための20分を割くことができないのであれば、10分でもかまいません。1日のうちどこかで練習の時間をつくることができるはずです。職場に個室がないのなら、公園に行きましょう。時間がないことを、ずっと言い訳にしているような人の場合は、実は、あなた自身の意気込みに問題があるのかもしれません。

5. **「こんなことをしても何にもならないわ」**

リラクゼーション・トレーニングの効果を、あまりに早く、しかもあまりに多く求める人がよくあります。回復のスピードについて、かなり誇張された話をどこかで聞いてしまった人もあるのかもしれません。しかしながら、数回リラクゼーション・トレーニングをしたからといって、何年も続いてほとんど習慣化したような緊張が、そんなにすぐに魔法のようになくなるわけではないのです。早くよくなってほしいとあせっているのは、それだけ不安だということです。そして、それだけ不安だということは、その人はなおさらリラクゼーション・トレーニングが必要だということです。トレーニングの効果が現れるのには、時間がかかることを覚えておいて下さい。

6. 「自分をコントロールすることなど、やはりできません」

残念に思う人もあるかもしれませんが、何の努力もなしに簡単にパニック障害から回復できる、というような方法はありません。１人１人の患者さんが、自分自身の回復に対して自分で責任をもって努力しよう、と心に決めて練習に取り組んだときが、いちばん治療効果があがります。考えてみると、「責任を取る」ということ自体が、ある意味で、自分をコントロールする、ということでもあります。動機づけが不十分では、自分をコントロールすることは、やはり難しいのかもしれません。

― 第 4 節 ―

段階的曝露

１度ある状況でパニック発作を経験すると、それが初めてのことであっても、ほとんどの人は「同じような状況になればまたパニックを起こすのではないか」と信じるようになってしまいます。重症のパニック発作は非常に怖いものなので無理もないことですが、パニック発作を起こした人は、発作の引き金となりそうな状況を前もって予測するようになります。そうした状況として患者さんが挙げるのは、公共交通機関とか混雑した場所、孤独な場所とかあるいは閉所であることが多いようです。これらはどれも、そこから簡単にのがれることができないとか、あるいは助けが簡単には得られそうもないという状況です。普通、人々は、重症のパニック発作のときでも「助けがあれば大丈夫なのではないか」と考えるようです。人によっては、「自分がコントロールを失って、何か恥ずかしい思いをするのではないか」と恐れるせいで、むしろ１人ぼっちの状態でパニック発作が起こることを好むケースもあるようです。

広場恐怖を伴うパニック障害の人が、今述べたような恐怖の対象となった状況に近づくと、心配と不安が始まります。このときに、もしこの状況を全体であれ一部分であれ回避してしまうと、この状況への恐怖は増加することになります。これは、回避した後は不安が減少するので、回避が正しい対処方法であったと錯覚してしまうためです。このようにして回避行動が強化されます。状況を回避することによってパニック発作を回避できるならば、どうしてそうしてはいけないのでしょうか。残念なことに、実は回避することではパニックは無くなってはいないのです。回避を重ねることで、自分にとって「危険な」場所や状況がどんどん増えていって、そして避けなければならない場所や状況がどんどん増えていくだけなのです。

4.1 回避について

状況恐怖とは、パニック障害に苦しむ人が、パニック発作がおこるかもしれないと考える場所や状況に対する恐怖のことを言います。確かに、パニック障害の人は、自分が恐れているのと同じ状況か、あるいはそれと似かよった状況において、過去にパニック発作を経験したのかもしれません。しかし、実際には、恐怖はそれにとどまらずに、全般化と言われる心理的な過程のせいで、今までにパニック発作を経験したことのない状況に対してまでどんどん恐怖が広がっていくこともよくあります。

状況恐怖がひとたび成立すると、広場恐怖を伴うパニック障害の人は、発作が起こるかもしれないと考える状況を回避するようになります。回避は、その人がもう２度とその状況へ入ろうとしなくなるほど強いこともあります。そうなってしまうと、実際のところその状況で本当にいつでもパニック発作がおこるのかどうか、知らないままということもありえます。それは、あるとき道で放し飼いの犬にものすごくびっくりした人が、それ以来その道を通らなくなり、そのためもうそこに犬がいなかったり、あるいは今はもう犬が鎖につながれていたりしていても、そのことを決して知ることができない、という状態によく似ています。

治療の目標は、あなたが回避を克服し、自分が避けている特定の状況とパニック発作との間にある連想を打ち破って、バスや電車に乗れたり、家から遠くへ行けたり、狭くて閉じた所にとどまっていられるようになることです。治療の過程は段階的なものです。なぜならば、長年にわたって避けてきたものに対して、十分な準備と不安管理技術の訓練なしに突然直面してしまうと、広場恐怖は悪化してしまうかもしれないからです。このような突然の曝露によって不安が生じた場合は、かえって特定の状況と恐怖との連想を今まで以上に強めてしまうこともあり得るのです。

それではどうすればいいのでしょうか。恐怖心がその状況を避けることによって増強してしまうのならば、そこにとどまっていれば何が起こるでしょうか。実は、恐れているはずのその状況でも、そこに１時間ぐらいとどまっていると、そのうちに恐怖心はだんだんと消えていくのです。そして次回、同じ状況に遭遇したときの恐怖心は、前よりも小さくなるのです。しかし、大きなパニック発作が消失するのには１－２時間が必要であり、状況恐怖のある人々だと、それだけの時間じっとその状況にとどまっているということはなかなかできないものです。そのため、こういう人々は自分が恐れている状況をずっと回避しつづけることになってしまいます。

この連想を弱めていくためには、恐怖の対象となった状況に対しての曝露を、段階的に行っていく必要があります。最初の段階では、あなたは不安を感じてもその程度が軽いような状況から克服していくことになります。その次により大きな不安と結びついた状況を段階的に克服しなくてはなりません。不安は、パニック発作とは違うものだということをよく覚えておいてください。まったく初めての状況や今まで恐怖の対象となっていた状況では、ある程度の不安が生じることは、極めて正常で合理的な反応といえます。ですから、ある状況へ入っていこうとするときに、あなたの不安が全くなくなるまで待つことを私たちは要求しているわけではないのです。このプログラムでは、あなたが達成したい目標をまず確定し、次にその目標をより小さな段階に分けることが必要となります。次の段階に進む前に、各ステップを練習し克服しなくてはなりません。各段階を練習するときには、不安や過呼吸のコントロールのために、あなたが学んできた技術を使わなくてはなりません。

4.2　あなたのプログラムの作成

1. あなたが達成したいと思う目標のリストをまず書き出しましょう。目標のリストは、比較的簡単なものから極めて困難なものにまでわたっていることが必要で、しかもなるべく具体的なものでなくてはなりません。あなたにはいろいろな目標があるかもしれませんが、ここで取り扱うのは、特定の状況とそれに対する不安を克服することに限るようにして下さい。一般的過ぎて具体的でない目標は、段階的曝露には適しません。例えば、次のような目標は、段階的曝露にむいていません。

- 「良くなりたい」
- 「自分がどんな人間かということを知りたい」

● 「人生の目標や意味を見出したい」

もちろんこれらは無理からぬ目標ではありますが、課題を解決するために段階に分けていくということはできません。あなたの目標は、一連の段階的なアプローチを用いることができるような具体的で簡潔で明確な状況でなくてはなりません。次に示すのは、広場恐怖を伴うパニック障害の人々が持っているような恐怖に基いて立てた目標の例です。

● 「ラッシュアワーに地下鉄で町まで行くこと」
● 「近所のスーパーまで１人で行って、そこで１週間分の買い物ができること」
● 「友達と一緒に満員の映画に行き、列の真中に座ること」

2.　これらの目標をより簡単で小さな段階に分けて、１度挑戦するごとに少しずつ目標に近づいていけるようにしましょう。例えば上に挙げた「ラッシュアワーに地下鉄で町まで行くこと」という目標は、電車に乗ることに対して恐怖を持っている人のためのものです。この恐怖を取り除くためには、(1) １駅だけ地上を走る電車に乗ること、(2) しかもすいている時間の電車に乗ること、という段階から始める必要があるかもしれません。そして徐々に駅の数を増やしていき、しかもだんだんと乗客数の多い電車に乗るようにして、最後には地下鉄に乗ることにするのです。例えば、先程の「ラッシュアワーに…」という目標は、次のような段階に分けることができるでしょう。

● １日のうちですいている時間帯に地上を走る電車に１駅乗ること
● １日のうちですいている時間帯に地上を走る電車に２駅乗ること
● ラッシュアワーに地上を走る電車に２駅乗ること
● １日のうちですいている時間帯に地下鉄に１駅乗ること
● ラッシュアワーに地下鉄に２駅乗ること
● １日のうちですいている時間帯に地下鉄で５駅乗ること
● ラッシュアワーに地下鉄に５駅乗ること

いくつの段階を設ければいいかということは、課題がどれぐらい困難であるかによります。上記の各段階をもう少しやりやすくするために、最初は友達や配偶者に同行してもらい、その後1人でしたいと思う人もいるでしょう。あるいはこれらの段階はあまりに簡単だと思う人もいるかもしれません。もしあまりにも簡単だと思われる段階であれば、それは省くのがいいでしょう。しかし、いっぺんにやり過ぎるのも良くありません。課題を段階に分けるときは、例え自分が不安を感じても、自分でその不安に十分対処できると思われる程度の幅にしておく必要があります。課題がどんなに難しそうでも、より小さな段階に分けることができれば、あとは自分のできる範囲内で1つ1つの段階をクリアしていくことで目標にたどり着くことができます。それはあなたにも可能なことなのです。

3.　課題を段階に分けるときの幅は、どの程度が良いのでしょうか。分け方に迷うようなら「75%ルール」というのを使うと良いでしょう。これは、不安に対処しながらでも遂行できるだろうなという確信が75%持てるぐらいの課題に取り組みなさいというものです。このルールを使えば、1つの段階から次の段階への段差が大きすぎないかどうか、まだ準備の整っていないレベルに挑戦することになっていないかどうか、およその目安を知ることができるでしょう。パニックをコントロールする自信が75%以下の場合は、もう少し自信をもてるように段階を調節するようにして下さい。ただし、課題を回避するために75%ルールを用いてはいけません。回避しないでも、課題を何らかの形で変更して段階に分けることができるはずです。どんな目標でも、より小さな段階に分けることができますし、そうすればより容易に自分の目標に到達できるようになります。

以下の目標に対して一連の段階を作る練習をしてみましょう。

1. 目標 「あなたの町で最も高いビルの上までエレベーターに乗ること」

段階 ____________________

____

____

____

____

____

2. 目標 「店が混んでいる時間帯に1人で1週間分の買い物をすること」

段階 ____________________

____

____

____

____

____

4.3 プログラムの実行にあたって

1. 自分の恐怖を克服するための課題は、毎日行うこと。回避は恐怖を増加させます。調子が悪い日でも何かしなくてはいけません。ただし、あまりにも調子が悪いときは、既に克服した段階を復習するだけでいいでしょう。

2. 自分で不安を克服するまで頻繁にかつ定期的にその状況に直面すること。このプログラムに沿って始める人の場合で言うと、最初のうちはさまざまな恐怖に対して頻繁に、つまり週に３－４回は直面しなくてはなりません。間をあけすぎると、もう１回やろうとするまでにまた恐怖がぶり返してくるからです。恐怖を大体克服したならば、直面する回数は減らすこともできるでしょう。

   一般原則は、**怖ければ怖いほど頻回に直面しなさい**、ということです。

3. どんなときも常に少なくとも３つの目標について努力すること。目標の１つを達成したら、そこで息を抜くことなく、より困難な目標を新たに設定して、それに取り組むようにしましょう。

4. 注意深く自分の進歩を記録すること。自分の目標、段階および達成について日記をつけましょう。また個々の状況に際して、自分がどのように感じたか、どのように対処したかということのコメントも書いておきましょう。これにより、自分の進歩を確実なものにすることができ、また自分の対処のしかたを振り返って今後の取り組みに生かすことができます。

4.4 各段階を練習するときは

1. 開始する前に漸進的リラクゼーション運動を行いましょう。

2. 自分の行動を頭の中でうまくいった場面を想像してリハーサルしましょう。リラクゼーション運動の後は、イメージトレーニングにもちょうどいいチャンスです。

3. 練習はゆっくりとリラックスした態度で行いましょう。十分な時間をあてるのが成功のコツです。

4. 課題の練習をしている間、規則的に自分の呼吸数を記録しましょう。長い時間を要する課題ならば、5～10分ごとに呼吸数を測ればよいでしょうが、短い課題の場合は、より頻回に呼吸数をチェックしましょう。

5. 不安を覚えたときは、もし可能ならば、そこでいったん行動を停止しましょう。そして、恐怖を克服するために練習した技法を実施し、不安が通り過ぎるまで待ちましょう。

6. 恐怖がかなり減ったと感じられるまでは、課題となっている状況から逃れてはいけません。練習の前に、自分なりに（または同伴者と）何分間過ぎたらその状況を立ち去っていいか、あるいはどこまで不安が減少すれば立ち去っていいかということを、取り決めておくようにします。恐怖がひどいからという理由で、その状況から逃れることは決してやってはいけません。直面しなさい。不安を受容しそれが自然と減るまでは必ず待つようにして、それからその場を立ち去るなり元の場所へ帰るなりしてください。そこまで待たずに立ち去ってしまうと、そのことが、失敗のように感じられ、かえって自信を失っていくことになるからです。

7. もし耐えられるのであれば、できるだけ長い時間その状況にとどまるようにしましょう。

8. うまくできたときには自分をほめましょう。

4.5 恐怖に対する想像上の曝露

不安階層の諸段階を組んで自分の課題を克服する方法を取ろうとすると、

課題の内容によっては実生活上でこれが困難なことがあります。そのような場合、いくつかの段階は想像の中で練習することができます。この形の曝露は、実生活上での曝露よりも効き目は遅いのですが、課題の内容が「全か無か」というタイプの活動である場合、中間の段階を付け加えるためには有効です。想像上の曝露を行うためには、それぞれの段階の内容をできるだけ明確なものにしておく必要があります。そしてそれを１枚、または何枚かのカードに書いて、リラクゼーションの後に想像の中で練習するのです。カードは、自分がイメージの中でリハーサルをするためのシナリオのようなものです。想像だけで１人歩きして中途半端にならないように、カードにはなるべく細かく内容を書くようにしましょう。静かに落ち着きのある態度でその活動を行っている自分を想像してください。想像の中の自分があまりにも不安になり、あるいはひょっとしてパニックが起こりそうになっていると思い描いてしまっても、その想像による曝露のセッションを続けてください。今まで述べたさまざまなテクニックを使ってリラックスしながら続ければ大丈夫なはずです。

これらの想像上のシーンにおいては、自分がきちんとできていると想像することが大事だということを忘れないでください。自分にはとうていできないと思っていたとしても、あたかも自分はきちんとそれをこなせるのだと想像してください。このようにすることによって、自分を恐怖にさらすと同時に、有効な行動のリハーサルをすることができるのです。１度に１つのシーンだけを想像するようにしてください。１回のセッションですべてのシーンを想像する必要はありません。

飛行機による旅行、列車による旅行、結婚式、一緒にいると気恥ずかしく感じる相手と同席することなどは、実生活での練習は難しいことがありますが、想像上の曝露を利用すれば練習することができます。

注意：　想像による曝露は、現実生活で細かく段階を設定できない場合にだけ使うようにしましょう。また、必ず現実生活での曝露と組み合わせて行うことが必要です。想像上の曝露は、中間的な細かい段階を補うように用いて下さい。想像上の曝露だけでは広場恐怖を克服することはできません。

4.6 あなた自身の目標を達成すること

既に述べたように、広場恐怖を克服するために必要なのは、あなた自身にとって明確で、しかも現実的な目標をはっきりとさせること、そしてそれをより小さな、より簡単な段階に分割して、それにそって進歩することです。成功体験ほど勇気を与えてくれるものはありません。成功体験の積み重ねは、きっとあなたにパニックをコントロールできる自信をもたらしてくれるでしょう。しかしそのためには、それぞれの段階が難しくなりすぎないように、自分で各段階の困難さを判断できなくてはなりません。

自分の目標を小さなステップに分けていくときには、以下のことを頭において各ステップの内容を決めていくとよいでしょう。

- 誰かと一緒に行うか、1人で行うか
- 家からどれくらい離れているか
- どれくらいの時間、恐怖の対象となった状況にいるか
- そこにいる間、ほかにどんなことをあなたがするか
- 恐怖の対象までどれくらい近づくか

これらをさまざまに組み合わせて不安階層の各段階を設定し、それを順番にクリアすることで、より簡単に目標を達成することができます。

それではここで、あなたにも10個の目標を自分自身で立てていただきましょう。そして、下のスペースを使って、それを書き出して下さい。10個の目標の難易度は、色々である方が望ましいです。あと1－2週間で達成できそうだというものから、達成に6ヶ月もかかってしまうものまで含んでいる、といった具合だとちょうどよいでしょう。くれぐれも、目標は明確かつ具体的であって、あなたが実際に不安を覚えるような状況のことでなくてはならないという点を忘れないで下さい

あなたに自分の目標を書き出してもらう前に、明確かつ具体的に定義された目標と、定義が不明確であまり好ましくない目標の例を読んでみましょう。

定義が不明確なので、あまり好ましくない目標	明確で具体的に定義されている目標
自分１人で動き回れるようになりたい	近所の店で、週２時間１人でショッピングに行きたい
バスで旅行したい	家から町まで、１人でバスに乗って行きたい

では、あなた自身の目標を10個記入してください。

1. ______________________

2. ______________________

3. ______________________

4. ______________________

5. ______________________

6. ______________________

7. ______________________

8. ______________________

9. ______________________

10. ______________________

次に、まず最初に取り組んでみたい３つの目標を選び（３つ決めるのが難しければ、２つでもいいです)、それを下に書きましょう。続いて、各目標の段階分けをして、目標の下に順番に書いて下さい。始めは、小さくて簡単な段階から取り組むようにして下さい。そのあとで段々と、あなたの最終的な目標にもっと近い、より困難な段階へと進んでいくようにしましょう。

1. 目標 ______________________________

段階 ______________________________

____

____

____

____

2. 目標 ______________________________

段階 ______________________________

____

____

____

____

3.　目標 ______________________________

段階 ______________________________

____

____

____

____

― 第 5 節 ―

認知再構成

人が不安にさらされると、それに伴って様々な思考や認知が生じてきます。そうした思考や認知の中には、自分の不安を助長する方向に作用してしまうものもあります。この節では、そうした不安に伴って生じる、マイナス作用の思考および認知を、どのようにコントロールしたらよいかを学びます。その主な内容は、自分の置かれている状況に対してより適切な評価を行うことと、不快な情緒反応の頻度・強さ・持続時間を減らす方法を習得することです。このセクションの技法は、他の技法と同時に使用することを強くお勧めします。

人間は、1日中さまざまな経験に対して、「考え」「感じ」「行動する」という形で反応しています。この3つの側面は相互に影響しあっています。しかし、えてして人間は自分ではこれらの相互の影響を意識できないものです。とりわけ、「思考」の「感情」に対する影響については自覚できないようです。このため、思考が感情に影響するというよりは、出来事が直接に感情に影響して、さまざまな情緒反応を引き起こすのだと考えられがちです（次頁の図参照）。

この点は非常に重要です。なぜなら、このような図式では、自分がどのように考え、感じ、行動するかについて自分でコントロールできないかのように思えてしまうからです。結果は引き金となる出来事によって直接的に引き起こされているというわけです。しかしながら、実はAとCのあいだには、B: 信念が介在しているのです。これはどういう意味なのか考えてみましょう。パニック発作について当てはめてみると、これはつまり、「パニック発作という結果は、一見すると特定の状況が原因になっていると思われるが、状況が直接にパニック発作を引き起こすのではなく、実はその状況をわれわれがどう考えるかによってパニック発作が引き起こされているのだ」ということです。

A: 引き金となる出来事
状況または経験

↓

C: 結果
情緒的反応と行動

引き金となる出来事が情緒面の結果を引き起こすのではなく、信念、あるいは思考や認知があいだに入っているのです。

A : 引き金となる出来事
状況または経験

↓

B : 信念
思考や期待

↓

C : 結果
情緒的反応と行動

もっと具体的にイメージするために、パニック障害のある人とない人とを対比してみましょう。

□パニック障害のある人

出来事：
混雑した映画館
↓
信念：
“もしパニック発作になって外へ出られなかったらどうしよう？”
“私が不安になっていることを他の人が気づいたらどうしよう？”
↓
結果：
不安、緊張
通路側で、出口に近いところに座る

□パニック障害のない人

出来事：
混雑した映画館
↓
信念：
“たくさん人がいるなあ”
“まんなかの席だと良く見えるからよかった”
↓
結果：
リラックス
落ち着いて映画を見る

ご覧の通り、状況すなわち引き金となる出来事は両者共に同じです。何が違うかといえば、その人が抱く信念もしくは思考です。これに応じて、情緒面や行動面の結果もすっかり違ってきます。パニック障害や広場恐怖をわずらう人々の多くは、さまざまな状況（例えば映画館や、船への乗船）に対する自分たちの情緒的反応が周りの人とは異なることを自覚しています。パニック障害の人はそういう状況について「脅威的で危険なものだ」というレッテルを貼ってしまいます。そして、自分の貼ったレッテルのせいで不安を覚え、その結果、今述べたように周りの人と異なる情緒的反応が生じてきます。客観的に見て脅威的であったり危険である状況に対して不安に感じるのは適切である、ということを知っているのは重要なことです。パニック障害における問題点は、レッテルが明らかに役に立たないばかりでなく、多くの場合、脅威面を誇張し過ぎしていて間違ったものになっているという点です。

パニック障害や広場恐怖のある人々は自分の思考には適切に反応しているのですが、この思考が状況にそぐわないものなのです。彼らは状況を実際以上に脅威的だとレッテル貼りをしてしまっています。出来事をどのように解釈しどのようなレッテルを貼るかを変えることができれば、より適切な方法で自分の感情に対するコントロールを強められます。

パニック障害や広場恐怖のある人の中には、特定の場所や出来事に対して、何ヶ月も何年も不適切でただ恐怖のもとにしかならないような形のレッテル貼りをしてきている人がいます。こういうことを何度も繰り返しているうちに、このような思考パターンがいつでも瞬時にほとんど自動的に生じるようになっている人もあるかもしれません。また、こういう不適切な思考パターンに慣れきってしまって、同じパターンを日常のさまざまな状況に適応するものだから、いつでもどこでも不安になってしまう人もいます。

特定の状況を回避することは、恐怖の原因となっている不適切な思考の習慣をいっそう強めるだけです。回避してしまえば、もっとほかの新しい有用な情報を得ることができず、自分の不適切な信念が間違っていたということを証明するチャンスを手放してしまうことになるからです。

不適切な思考パターンは習慣であり、習慣は努力と練習なしには変えられません。まず不安に随伴する不適切な思考を同定することが、そのための第1歩です。そこから、以下のような次の段階への展望が開けてくるのです。

第1段階：不安を引き起こす思考を同定する
第2段階：不安を引き起こす不適切な思考を論理的に否定する
第3段階：代わりのより適切な思考を考え出す

5.1　第１段階：不安を引き起こす思考を同定する

不安の元となっている思考を同定することは、特に長く続いているものでは最初のうちは難しいかもしれません。不安や不快を覚えたら、次のような質問を自分にしてみると良いでしょう。

1. 自分は自分についてどう考えているか
2. 自分は何が起こることをこわがっているのか
3. 自分は今のこの状況についてどう考えているか
4. 自分ではどのように対処しようと考えているか
5. 今ここではどうしようか

5.1.1 パニック障害の患者さんに不安を引き起こす誤った思考

パニック障害の患者さんに不安を引き起こすような思考とは、どういったものでしょうか。以下にその例をあげてみます。

1. パニック発作を起こす可能性を過大評価している。パニック障害の患者さんは、実際よりもパニック発作を起こしやすいと信じていることが多い。
2. パニック発作のために生じる結果を、ひどく恐ろしいものであると誇張して考える。パニック障害の患者さんは医学的にも心理的にも社会的にも実際以上にずっと永続的で深刻な結果がパニック発作によってもたらされるものと信じていることが多い。
3. 自分の対処能力を過小評価している。パニック障害の患者さんは自分では対処できないと考えていることが多い。実際にはある程度は適切に行動するはずであるのに、非常な不安を抱えながら行動している。
4. 不安に関連して生じる様々な身体感覚について、それがもともとは正常な性質のものであっても、異常な事態が起こったという誤解を抱いてしまう。パニック障害の患者さんは、本来は日常的な身体感覚であるものについても、これを危険なものと誤解していることが多い。またパニック発作に伴う身体感覚を不快と考える以前にまず、危険なものと考えてしまう。

5.1.2 生理的感覚の誤解

パニック障害と広場恐怖になった患者さんの多くは、パニック発作の症状を何か身体的な病気の徴候だと誤解します。このことは、パニック発作の症状、そのなかでも特に最初の数回のパニック発作のときに生じる身体症状の強烈さを考えれば、無理のないことかもしれません。例えば運動に際して生じる感覚のような本来は正常な感覚すら誤解してしまう人もいます。よく見られる誤解には次のようなものがあります。

身体感覚	よく見られる誤解
動悸	心臓発作が起こったんじゃないか？ このままだと、この場でばたっと倒れてしまう！
息ぎれ	もしかして呼吸が止まってしまうんじゃないか！ 窒息しそうだ！
目まい	このまま気を失ってしまうのでは！ まさか脳卒中になったのかも！

ではここで、パニック発作でしばしば見られる身体感覚のリストを見てみましょう。そして、パニック発作の最中にあなたが感じる身体感覚と、それについてあなたがどう考えているかのリストを書き出してみてください。これを書き出したら、次はあなたの持っているこうした誤った信念を論理的に否定するために、もっと不安が少なくてすむような代わりの考え方を見つけ出していくことになります。

5.1.3 状況恐怖と不適切な思考

一部の人だけが特定の状況（例：エレベーター、列車）で不快を感じてしまうのは、不適切な思考パターンのためであることが、以上の点から明らかでしょう。もう少し細かく見てみますと、これらの状況恐怖は、基本的に次の2種類の不適切な思考が基になっていると言えます。

- パニック発作になった時、そこからでは逃げ出すことができない
- パニック発作になった時、そこからでは助けを呼ぶことができない

もちろん、両方の思考を引き起こしてしまう状況もあります。例えば、混雑した地下鉄が不安を引き起こすのは、逃げ出すことができないからでもあるし、救急車などの助けを呼ぶことができないからでもあるでしょう。

ある特定の状況について不安を引き起こす考えを、別の状況にも当てはめる場合があります。すると今度は、その別の状況に対しても不安を覚えるようになります。これを心理学では全般化と呼んでいます。例えば、電車の中でパニックを起こすことに不安を覚える人は、バスや飛行機に乗ることも怖がるようになるかもしれません。これらの状況には、他に人がいて、逃げ出しにくくて、どこへ行くかを自分ではコントロールできないという共通点がありますから、このような全般化が起こることは容易に理解できることでしょう。

不安のために回避している状況へ再び入っていけるようになるためには、先に述べた段階的曝露という技法をあわせて使うことが必要になります。

ではここで、状況恐怖に関連した不適切な思考の一例を見てみることにしましょう。次頁に示すのは、広場恐怖を伴うパニック障害の患者さんからの実例です。

例　1

状況	不安を引き起こす不適切な思考と、最初の不安の評価	より適切な思考と、その後の不安の評価
下車したいと思ってもすぐ降りられない急行列車に乗る。	きっとパニックになってしまう。 電車に乗ると自分で自分がコントロールできなくなって、絶対にパニック発作になってしまう。 降りられないと気が狂ってしまう。 周りの人は私のことをどんなふうに思うだろう？　変に思うんじゃないか？ 降りられなければ、何かとんでもないことをしでかしてしまう。きっとみんなが私を見ている。 こんなことを考えるような人は絶対ほかにはいないだろう。 こんなふうに考えるのは、きっと頭が狂ってしまった証拠だ。 不安：100％	多分、自分で自分がコントロールできないというふうにはならないだろう。 ただ不安になるだけのことだ。 不快で不安を感じることがあっても、だからと言って状況が危険だということにはならない。 電車に乗っていてとんでもないことをしでかしたことは今までもないし、今回も多分ないだろう。 不安をコントロールするためにいろんな技法を学んだ。みんな私のことに気づかない。気づいたとしても、少し緊張していると思われるだけ。 パニック発作を起こす人は他にもいる。 頭が狂っているのではなくて不安なだけ。不安に対してはどうにか自分なりに対処しつつあるじゃないか。 不安：40％

例　2

状況	不安を引き起こす不適切な思考と、最初の不安の評価	より適切な思考と、その後の不安の評価
駅の構内に入っていったら、心臓がドキドキしているのに気がついて、急に不安になった。	このまま心臓発作になって死んでしまう！ 体がどうにかなってしまった。絶対病気になったんだわ。 倒れてしまう前にどこかに座らないとだめだわ。 不安：90％	心臓発作じゃなくて、単なる不安の反応に過ぎない。 この不快な身体感覚は、不安によるもので、そのコントロール方法は習ってある。 強く息をすると症状が悪くなるけれど、そのことがまさしく今の症状が心臓発作ではない証拠だ。 今までパニック発作のために心臓発作になったこともなければ、卒倒したこともなければ、死んだこともない！ 座ったりしなくても、呼吸コントロールを出来るわ。 不安：35％

5.1.4 「その場限りの希望的観測」との違い

適切な思考とは、物事を希望的に考えて気にしないでいるというのとは異なります。適切な思考は、場合によっては消極的や否定的な思考を含んでいることもあります。事実に基づいて、より冷静に、かつ適切に物事を眺めようというだけです。従って、適切な思考と、その場限りの希望的観測による思考との違いを意識しておくことが重要です。

以下に、不適切な思考と、適切な思考と、その場限りの希望的観測による思考との違いの例を挙げておきました。

不適切な思考

就職の面接で落ちてしまった。私はやっぱりだめ人間。仕事につくどころか、何1つまともにやれやしない。

その場限りの希望的観測による思考

別に落ちたってかまわないさ。どっちにしたって、欲しかった仕事じゃなかったもの。

適切な思考

就職面接で落とされたのはがっかりしたが、乗り越えることはできるし、次を考えるようにする。

不適切な思考

同僚の鈴木さんが私について何と言っているかを聞いて、やっぱり私は役に立たない人間だと思う。

その場限りの希望的観測による思考

人の口に戸は立てられない。鈴木さんは言いたいことを言えばいい。

適切な思考

鈴木さんが何と言っているかを知って残念な気がする。でもそのことで自分が振り回されないようにしたい。

不適切な思考

この仕事をこなせないとどうなるだろう？　絶対にどこかで失敗するに決

まっている！

その場限りの希望的観測による思考

こんな問題がなければよかったのに。

適切な思考

やれるだけのことをやってみるわ。どうなるかはその後。

5.1.5 不適切な思考に気づくためのヒント

何か不愉快な経験や出来事にぶつかったら、この節の最初のほうであげた質問を自分に向かってしてみましょう（179ページ）。同時に、その質問に対する自分の答えが合理的なものかをチェックしましょう。合理的に考えてもなお状況が自分にとって望ましくないと判断される場合は、がっかりするのも無理のないことです。しかし、それでまた大げさに考えてもいけません。自分の思考をふりかえる時に、不適切な思考と、その場限りの希望的観測による思考と、適切な思考とを区別するのがなかなか難しいことがあります。これを区別するためには、自分の思考パターンの言い回しがどうなっているかをチェックするのが役に立ちます。

不適切な思考の言い回し

- ～しなければならない
- もし～になったら、とんでもないことになる
- もし～になったら、とうてい耐えられない

その場限りの希望的観測による思考の言い回し

- 大丈夫さ
- 俺の知ったことじゃない
- どちらにころんでも変わりなかったさ
- ぜんぜん不安になんかならないぞ

適切な思考の言い回し

- ～したい

- ～でないほうがいいが
- ～になるとは限らないのではないか
- 思ったとおりにならなければがっかりするだろうけど、何とかやってゆけるだろう

5.2　第2段階：不安を引き起こす不適切な思考を論理的に否定する

不安を引き起こす不適切な思考に反論することは、特にそれが長期間存在した思考である場合、非常に困難なことがあります。なかには、ほとんど自動的に生じてくる思考もあります。不適切な思考を論理的に否定する一番の方法は、それを紙に書き留めて、次のような質問をぶつけてみることです。

1. 私が怖がっているものについて、証拠はあるのか
2. 私が恐れているとおりになる可能性はどのくらいあるのか
3. 現実的に考えて最悪の状態になったとしてどうなるか
4. 他にどういう考え方があるか
5. 私の考え方は現実的か

5.3　第3段階：代わりのより適切な思考を考え出す

不適切な考えを論理的に否定していく中で、もうあなたはより適切な考え方を思いつき始めているかもしれません。ここではまず、パニック障害の人にしばしば見られる不適切な考えの例を取り上げることから始めましょう。そのあとで、あなた自身の例を見ていくことにします。

代わりのより適切な思考を考え出すことは、はじめのうちは容易なことではありません。時間と練習が必要ですが、続けていればだんだんと上達してきます。それでは、練習としてパニック障害の患者さんの実例を以下に示しますので、代わりの適切な思考を書き込んでみて下さい。

不安を引き起こす思考	適切な思考
今度パニック発作を起こしたら、気絶してしまうかもしれない。そんなことになったらとんでもないことだ。きっとみんなに変に思われる。	
今度運転中に意識がふわっとなったら、事故を起こして誰かをひき殺してしまうかもしれない。	
一人ぼっちのときにパニック発作が起こったら、頭が狂ってしまう。	
エレベーターが止まって1時間も閉じ込められて、その間ずっとパニック発作になったらどうしよう？どうにもできないに決まっている。	
もしお医者さんがみんな誤診をしていて本当はひどい病気だったとしたら、もうあと数週間しか生きられないかもしれない。	
もうこんな状態には耐えられない。でも、きっと一生こんなふうで過ごすのだろう。	

では今度は、あなた自身の例を、下の表を完成させながら見ていくことにしましょう。あなたが不安に感じた場面や、パニック発作になった最近の場面を思い起こしてください。まずその時の状況を書き込みます。次に、不安を引き起こすもとになった考えを全て書き出して下さい。最後に、その状況に当てはまるような、より適切な考えを書いて、不安を減らしましょう。不適切な思考の場合と、より適切な思考の場合とで、不安が何％ぐらいなのかその評価も書いて下さい。

状況	不安を引き起こす不適切な思考と、不安の評価	より適切な思考と、それに基づく不安の評価

5.4 うまくいかないとき

1.　**「自分で何を考えているのか分かりません。ただただ怖いのです」**

「何を自分は怖がっているのだろう？」「何が起こると思って怖いのだろう？」という質問を、もう一度自分にしてみて下さい。自分の恐怖が不適切なものだと理解するのは、最初は特に難しいものです。本当はそのとき何が怖かったのかをはっきりさせるためには、不安が少し落ち着いたあとでその状況を思い出して考えてみたり、逆にそのときの状況にもう一度直面したりすると良い場合があります。

2.　**「代わりの考え方を思いつくことができません」**

何ヶ月も何年も不安を引き起こすほうの考え方ばかりをしてきたわけですから、不安が少なくてすむような代わりの考え方を思いつくのは難しいかもしれません。あらゆる側面から、不適切な考えを再検討して、それが矛盾しているという証拠を探して下さい。どうして周りの人は　同じ況を怖がらないのか、周りの人が何を考えているかと考えてみましょう。

3.　**「ずっとやっているのに、うまくいきません」**

リラクゼーションや呼吸コントロールなど、これまで習った技法は全部使って、不安レベルを下げるようにしましょう。認知再構成を完璧に行おうなどと考えず、また認知再構成技法がすぐさま効果をあらわすとも考えないようにしてください。長年かかって出来上がった習慣を変えるには時間と努力が必要です。

4.　**「まだ不安が消えません」**

認知再構成技法は様々な状況や出来事に対してより適切で役に立つ考えを与えるようにできています。もしその状況が、多くの人にとって多少なりとも不安を引き起こすようなものであるならば、認知再構成を行っても全ての不安が消えることはありません。反面、そうした状況であっても、過剰な不安を感じる必要がないこともまた事実です。

5. **「代わりの考え方を自分で信じることができません」**

自分では、不安の原因となるような思考を全部洗い出したつもりでいても、まだ再検討していない不適切な考え方が残ったままになっていないでしょうか。自分でそのことに気がついていないと、残っている不適切な考え方のせいで新しい代わりの考え方がぐらついてしまうことがあります。もう一度元に戻って、不安を引き起こす考えがまだ何かないか考えてみましょう。それに、代わりの考えを最初からまるごと信じる必要はありません。それは今までの不適切な考えに反論するための練習なのですから。はじめから全部完璧にこなせなくてもよいのです。まずは新しい考えがあたかも本当であるかのように振舞ってみることから始めてみましょう。少しずつ何かが変わってくるかもしれませんよ。

5.5 まとめ

ここで今までに学んできたことを整理して、何をなすべきかをリストアップしてみましょう。

不安を感じたときは：

1. 練習したとおりに呼吸コントロールをする。息を吐くたびに「リラックス」と自分に声をかけること
2. その場に一旦止まって、そこで座るか休むかする
3. 等尺性リラクゼーションを行う
4. 不適切な考えに反論して、より適切な考えで置き換える
5. 次に何をするかを前向きに考える
6. 不安が減ってきて準備が整ったら、ゆっくり行動を再開する

こういうまとめを自分流にアレンジして作ってみてください。小さなカードに書きとめて、普段から携帯しておくとよいでしょう。特に、治療プログラムを始めたばかりの人には役に立つことと思います。

不安は必ず数分以内に減り始めます。不安が起こってもすぐに呼吸コントロールを始めれば、パニックに至ることは絶対に防げるのです。くれぐれも忘れないでください！

― 第 6 節 ―

パニック感覚を再生する

パニック発作の重要な要素の1つに、動悸や目まいといった身体感覚に対して恐怖に満ちた反応をしてしまうことがあります。身体感覚の問題を治療プログラムの後半のこの段階で扱うのは、次の2つの理由によります。1つは、これに対処する技法が患者の皆さんにとって必ずしも簡単とは言い切れないためです。もう1つは、この練習の前に皆さんが他の不安コントロール技法を十分に身につけておいてほしいと考えるためです。第6節では、いろいろなパニック感覚に対するあなたの反応を考えて行きますが、さて準備はよろしいでしょうか。

第1節で述べたように、どういう感覚がもっとも恐ろしいかは人によって異なります。第4節で、規則的に段階的曝露を行うことで特定の状況に対する恐怖を減らす練習がありました。ここではそれと同じように、パニック発作と関連した身体感覚に対する恐怖を規則的で段階的な曝露によって減らす練習をやってみましょう（内的曝露）。どういう症状が最も不安に結びついているのか自分ではよく分からない場合には、どうすれば不安やパニックの際に経験される感覚と似た感覚が起こるかを探しながら練習することになります。段階的曝露によって恐怖の対象となった状況に徐々に慣れて行くのと同じように、これらの身体感覚に徐々に慣れて行こうというのが第6節のテーマです。恐怖は恐怖の対象に繰り返し直面することによってしか減少させることができません。この節では恐怖の対象として、パニックに結びついた身体感覚を扱っていくわけです。

パニックのときと同じ感覚を意図的に再生するという考えはあまり歓迎されないかも知れませんが、この恐怖を扱っていくことは非常に重要です。パニック発作のときの感覚に似た感覚を引き起こす経験は日常にたくさんあります。例えば、激しいテニスのゲームやジョギングをする人は、誰でも息苦しさや発汗、頭がふらふらする感じを覚えるでしょう。これらは全て運動というストレスに対する正常な反応であり、本来はパニック発作の恐怖を引き起こす性質のものではありません。しかし、広場恐怖やパニック障害に苦しんでいる人では、こうした感覚に対しても不安や恐怖を伴った反応を示してしまうことがあります。本節での練習を通じて、これらの無害の感覚によって引き起こされる不安を軽減し、できれば消去したいと思います。

本節の練習に取り組むことは、ここまで習ってきた技法を繰り返し復習するチャンスにもなるでしょう。とりわけ認知再構成の併用は有益であるものと思われます。本節で述べる練習の中でこれらを応用することで、その有効性と順応性はさらに高まっていくのです。繰り返し練習を重ねるほどに技法は更に強力なものになり、その習熟度もまた深いものになることでしょう。

6.1. パニック感覚の練習

まず最初は以下の練習項目から始めます。これらの練習をしているとき、どのような身体感覚が生じるかに注目して、練習中や練習の後にあなたが感じた身体感覚を必ず全部書きとめるようにして下さい。また、不安を引き起こすような考えが同時に生じているようだったら、それも必ず書きとめて下さい。次に、それぞれの感覚について、次の3つの側面から評価を行って下さい。

評価の項目

1. 感覚の身体的な不快さ
   (0= 全然不快でない、8= 極度に不快、として 0-8 の 9 段階で評価してください)
2. 身体感覚に対してあなたが感じた不安のレベル
   (0= 全然不安でない、8= 極度の不安、として 0-8 の 9 段階で評価してください)
3. パニック発作の際に感じる身体感覚とはどの程度似ているか
   (0= 全然似ていない、8= 同一、として 0-8 の 9 段階で評価してください)

パニック感覚の練習項目

1.　１分間過呼吸を行う。力いっぱい、深く、速く、呼吸すること。
2.　30 秒間ずっと頭を横に振り続ける。
3.　30 秒間ずっと頭を自分の両足の間にはさんでおいて、その後、急激に立ち上がる。
4.　階段や箱を使って、すばやく踏み台昇降をする。1 分間続けること。
5.　30 秒間ずっと鼻をつまんで呼吸を止めてがまんする。
6.　１分間ずっと全身の筋肉の緊張を最大にする。例えば、1 分間ずっと腕立て伏せの姿勢をとる、など。
7.　30 秒間ずっと立ったままでぐるぐる回る。回り終わった後で物につかまったり、座ったりしてはならない。
8.　1 分間ずっとストローを加えたままで呼吸する。この時、必ず鼻をつまんで行うこと。
9.　1 分間ずっと胸式呼吸を行う。胸いっぱいに膨らむまで空気を吸い込み、なおかつできるだけ速く呼吸を行うこと。

	不快さ （０－８）	不安または恐怖 （０－８）	類似度 （０－８）
１．過呼吸			
２．頭を振る			
３．頭を足のあいだにはさむ			
４．踏み台昇降			
５．息止め			
６．筋緊張			
７．ぐるぐる回る			
８．ストロー呼吸			
９．胸式呼吸			

前に示したどの練習をしても自分のパニック感覚と同じような感覚が起きてこないようならば、自分に合いそうな練習を考え出す必要があります。例えば、口渇がもっとも不快であるならば、ガーゼや脱脂綿で唾液をふき取るという方法もあります。また、数秒間光を見つめてから真っ白な壁を見ると視覚変容が起こりますが、人によってはこれがパニック感覚に似ているという場合があります。あなたにとって一番つらい症状を引き起こすにはどういう練習をしたらいいか治療者と相談してください。

6.2 パニック感覚の練習において段階を設ける

ではここで、どの練習をどんな順番で始めていったらよいかを決めるために、次のようにして課題をピックアップすることにします。

1. まず、類似度の尺度で3点以上であった練習に○をつけましょう。
2. 次に、○をつけた練習課題を、不安の程度が小さい順に並べてみて下さい。

6.3 パニック感覚の練習を行う

1. 最も不安の少なかった2つの練習から始めましょう。
2. このマニュアルの6.1に書いてあるとおりに、練習課題を行いましょう。練習の時は、ストップウォッチ（または秒針のついた時計）を用意しておいてください。
3. 決められた時間以前に練習を止めたくなった時でも、できるだけ長く練習を続けましょう。どうしても必要ならば、練習の程度を少し軽めにしてもいいですから、できるだけ長く続けるようにしましょう。
4. 練習が終わったら、それによって生じた身体感覚も徐々に消えていくでしょう。徐々に消えていくのだということを体験してください。身体感覚がすっかりおさまったあとで、次の項目をチェックして書き留めましょう。

- 練習でどんな身体感覚が生じたか
- 練習に伴って不安を引き起こす不適切な思考が頭に浮かんでいたなら

ば、その内容（練習の前と、最中と、後ではどうか、比べてみてください）

- 身体的不快さ、不安、および実際のパニック発作との類似度の評価

練習のときのポイント：

- 練習中は、可能な限り激しく感覚の変化を引き起こしてやること
- 練習で生じた身体感覚を、できる限り自分に経験させること
- 不安を引き起こす不適切な考えが浮かんでくるようなら、これを論理的に否定するためのチャンスとして練習を利用しましょう

練習のときにやってはいけないこと：

- 練習を始めるときに前もって不安コントロール技法を行うことはしないで下さい（あえて身体感覚に自分をさらしてしまうことが必要です）
- 練習中に何らかの方法で気をそらそうとすることもしないで下さい
- 練習で生じた身体感覚を、タイムアップ後にできるだけ速く自分で意識的に止めようとすることもしないで下さい

6.4　パニック感覚の練習をプログラム中にどんなスケジュールで組み込むか

1. 毎日２項目の練習課題を行うようにしましょう。どの課題を行うかは予め決めておき、このマニュアルについている、日記形式の記録にならって、自分でスケジュールを組んでみましょう。
2. 練習のあとでも不安の評価が３以上であるならば、２以下になるまで、練習を繰り返しましょう（当日または別の日に）。
3. 練習がうまくいって、不安が２以下にできたときでも、同じ日にもう１度練習を繰り返してみるのはよいと思います。同じ日に更に多く繰り返す必要はありません。
4. 練習に伴って生じる不安を最低レベル（もしくはゼロ）にできたならば、

以下のいずれかの方法でさらにチャレンジしていきましょう。

- さらに 30 ～ 60 秒間時間を長くする
- 立った姿勢で練習をやってみる
- 練習場所を公園のようないざというときに助けを呼びづらいようなところに変えてみる

6.5 うまくいかないとき

1. **「こんな練習をする必要はないわ。だって、パニックのときどんな感じがするかは自分で分かっているから」**

第6節の練習は、パニック発作の際に見られる身体感覚への曝露をコントロールされた条件下で可能にするためのものです。繰り返し曝露がなされることにより、日常的に見られる正常な身体感覚に対しても不安を生じることが少なくなってきます。

2. **「こんな練習は役に立たない。だって、練習するときはもともと安全だと分かっているから」**

病院や家や公園など、練習の場所をいろいろと変えてみて下さい。場所を変えると不安が生じるようなら、この不安の背後にどんな思考があるのかを検討しましょう。例えば、クリニックでよりも家でのほうが不安が大きいならば、「1人きりでいる時のほうが危険が大きい」と知らず知らず信じ込んでいるためかもしれません。これらの不適切な考えに反論するようにしましょう。

3. **「私は不安になりません。こういう身体感覚は自分で起こしているからです」**

確かにこうした身体感覚は自分の中で生じてくるものですが、これらの練習で引き起こされる身体感覚は日常に見られるもので、本来は正常なものであることを忘れないで下さい。日常的活動で引き起こされる身体感覚と同じものなのに、それが一部の人にはパニック発作の引き金になっているわけです。次の第７節でこれらの練習を毎日の生活にどのように組み込むかを考えていきましょう。

4.　**「こんな感覚に耐えられません」**

このような恐怖感の基にある思考をつきとめ、それを論理的に否定しましょう。辛抱強く練習を重ね、恐怖感を減らすことが重要です。人によっては、何度も練習を繰り返さなければなりません。練習で生じる身体感覚は確かに不快なものも多いですが、かといって不安になる必要も本来はないはずなのです。

5.　**「今日は調子が悪い」**

日々の病気の多くは予測不可能で、それを理由に約束したことを止めることができないこともあります。毎年多くの人がかかる感冒の類には備えておいて、それが起こったときにより上手に対処できる可能性を増やすのがいいでしょう。

6.　**「この練習をするとパニック発作が起こる」**

これらの練習によって生じる感覚は不安を呼び起こす思考を生じるので、不安が増強することは確かにありうるでしょう。重要なのは、これらの考えを突き詰めて振りかえり、これを論理的に否定してもっと適応的で適切な考えに置き換えることです。もし必要ならば、今まで学んだほかの技法も用いて、不安を減らすようにしましょう。身体感覚に対する回避を続ければ、状況の回避と同様に、長期的には不安を増強することになります。

6.6　１週間の中休みの計画

１週間病院へ来ない間、自分で毎日の活動の記録を必ずつけるようにして下さい。いつ、何をしたか、どういう進歩ができたか、どういう困難があったかをこのような形で書きとめておくのは非常に大切なことです。次の週に皆さんが外来に戻ってきたとき、どのようにしてパニックに対処したかについて話し合えるようにするためです。計画を立てる時には、以下のページの用紙を利用してください。

1ページ目では、まず上の欄にその日自分がどんな練習をするのか、段階的曝露とパニック感覚の練習の具体的な課題内容を書きこみます。その下の時間表には、1日の練習のスケジュールを書くようにして下さい。毎日、段階的曝露と、パニック感覚の練習と、リラクゼーション練習および呼吸コントロール練習を行うようにして下さい。

スケジュール表の下のスペースは、練習中に気がついたことやコメントを書くために使いましょう。

2ページ目の表は、段階的曝露練習やパニック感覚の練習の時に生じた不適切な考えと不安のレベルを書き留めるためのものです。代わりのより適切な考えも書くようにしましょう。こうした記録をつけながら練習を重ねることで、さらに上手にパニック発作をコントロールすることができるようになっていきます。

練習計画

日付：＿＿＿＿＿＿

段階的曝露練習　：　＿＿＿＿＿＿＿＿＿＿＿＿＿＿＿＿＿＿＿＿

パニック感覚の練習：＿＿＿＿＿＿＿＿＿＿＿＿＿＿＿＿＿＿＿＿

時　間	
午前7－8時	
8－9時	呼吸コントロール練習
9－10時	
10－11時	
11－12時	
午後0－1時	呼吸コントロール練習
1－2時	
2－3時	
3－4時	
4－5時	
5－6時	
6－7時	呼吸コントロール練習
7－8時	
8－9時	
9－10時	呼吸コントロール練習

コメント

＿＿＿＿＿＿＿＿＿＿＿＿＿＿＿＿＿＿＿＿＿＿＿＿＿＿＿＿

＿＿＿＿＿＿＿＿＿＿＿＿＿＿＿＿＿＿＿＿＿＿＿＿＿＿＿＿

＿＿＿＿＿＿＿＿＿＿＿＿＿＿＿＿＿＿＿＿＿＿＿＿＿＿＿＿

＿＿＿＿＿＿＿＿＿＿＿＿＿＿＿＿＿＿＿＿＿＿＿＿＿＿＿＿

段階的曝露練習の記録表

状況	不安を引き起こす不適切な思考と、最初の不安の評価	より適切な思考と、それに基づく不安の評価

パニック感覚の練習の記録表

パニック感覚の練習	不安を引き起こす不適切な思考と、その時の不安の評価	より適切な思考と、それに基づく不安の評価

― 第 7 節 ―

毎日の生活でパニック感覚に慣れること

パニック発作が頻回に起こるようになってしまうと、広場恐怖を伴うパニック障害の患者さんは日常的な活動で生じる身体感覚に対しても、これをパニック発作の徴候ではないかと誤って解釈するようになることがあります。あなたもそうした身体感覚が恐ろしいために、ある種の活動を意識的に回避したりしていませんか。例えば、心臓の鼓動が早くなるのでエアロビクスをやらないようにしているというようなことはありませんか。あるいは、血圧が上がると不快な身体感覚が生じるのが嫌だからと、重いものを持ち上げるのを避けたりしていないでしょうか。運動によって生じる身体感覚について、「自分の身に危険が迫っている、パニック発作が起こる徴候だ」と感じるのは、誤解に過ぎません。この第７節では、そうした毎日の生活で生じる身体感覚に対して見られる不安を減らすことを目的にしています。

このセクションの練習を始めるにあたり、以前行ったパニック感覚の練習と、このセクションの練習との違いを明らかにしておくことが重要です。パニック感覚をわざと引き起こす練習をしたとき、パニック感覚の始まりと終わりが練習の始まりと終わりにほぼ一致していたということに気づかれましたか。これに対して、日常的活動によってパニック様の感覚が引き起こされるときは、その始まりと終わりはより不鮮明です。だからと言って、この点について心配してはいけません。活動が日常的で自然なものであるほど、身体感覚の始まりと終わりが活動の始まりと終わりにぴったり一致するというようなことは考えにくいのです。例えば、暑い日に外出することを考えてみましょう。外出しても体が暑くなって汗ばむには少し時間がかかるでしょう。また、暑い戸外から建物の中に入った場合でも、体がさめるのにはやはり少し時間がかかるでしょう。自然な毎日の活動はそういうものです。ここでもし、身体感覚がパニック感覚の練習の時のように予測可能なものではなく活動をやめてもすぐさま停止するものではないということを心配し始めると、それこそ症状を悪化させることになり、実際にパニック発作が生じる可能性をむしろ高めてしまうことになります。

パニック発作に似た感覚を引き起こすかもしれない活動の例を、以下にリストアップしてみました。あなたもこのリストに目を通して、自分がパニック発作を恐れて特定の活動を回避していないかどうか、ある種の活動の際に不快感を自覚することがないかチェックしてみましょう。このリスト以外にも思い浮かぶ活動があれば、自分でリストに書き加えてください。

- 暑くてむっとした車の中にいる
- 暑くてむっとしたお店やショッピングセンターにいる
- 医学についてのテレビ番組を見る
- サスペンス物のテレビ番組や映画を見る
- テレビまたは生でのスポーツ観戦
- 脂っこい料理を食べる
- 口論する
- 遊園地の乗り物に乗る
- ボートやフェリーに乗る
- セックス
- ハイキング
- ジョギングその他の運動
- ジムへ行ったり、重いものを持ち上げる
- スポーツ
- ダンス
- サーフィンや水泳
- 横になった姿勢から急に立ち上がる
- 階段を駆け登る
- 蒸し暑い日に外を歩く
- 冷房のよく効いた部屋に居る
- 戸や窓を閉めてシャワーを浴びる
- 暑くてむっとした部屋で過ごす

パニック発作が起こるのではないかという不安からこれらの活動を避けているようでしたら、段階的曝露や認知再構成といった不安コントロールの技法を適用しなくてはなりません。曝露は、不安を引き起こす程度が最も低い活動から始めて行きます。何度も曝露を続けて、ごくわずかな不安しか感じない程度になることが目標です。不安を引き起こす程度が最も低い活動について目標が達成できたなら、続いて２番目に不安を引き起こす程度が低い活動へ移行します。２番目がクリアできたならば３番目、という具合に目標を順に達成していきましょう。ではここで、あなた自身の目標を具体的に設定することにしましょう。まず、パニック発作の恐怖のために回避している活動を５種類挙げて下さい。これを曝露練習の課題とすることにします。

曝露練習の課題となる活動

____

____

____

____

____

次に、上の５つの活動の中から、まず最初に取り組みたい目標を１つ選びましょう。その目標を下の欄に書き込み、これを更に第４節のやり方を思い出して、いくつかの段階に分けましょう。また、ただ課題の活動を行うだけではなくて、不安を引き起こす不適切な考えもすべてチェックして書き出し、それを代わりのより適切な考えで論理的に否定しましょう。

目標とする活動 ______________________________

曝露の段階 ______________________________

____

____

____

不安を引き起こす不適切な考え

____

____

____

代わりの適切な考え

____

____

____

先に練習してきた段階的曝露の課題と同じように、重要なことは次のとおりです。

1. あらかじめどのような課題を行うのか明確にしましょう。
2. 不安が軽減することがわかるまで課題を継続しましょう。
3. 呼吸コントロール、認知再構成といった不安コントロール技法を同時に利用しましょう（もちろん、早足で散歩するといったような、酸素消費量が増加する活動に従事しているときには、呼吸を遅くすることはできません)。
4. 必ず毎日練習しましょう。

― 第 8 節 ―

ふたたび認知再構成について

第５節で、あなたの中にある不適切な考えをつきとめて、これを論理的に否定し、もっと合理的で現実的でバランスの取れた考え方をする方法について学んできました。適切な考え方を自分の中で確立するためには、もう１つの方法があります。種々のプラスやマイナスの証拠を頭の中で思い浮かべるほかに、自分の不適切な考えが正しいかどうかを直接試してみることもできます。

例えば、

- 「薬を持っていないと絶対に外出できない」
- 「心臓がどきどきしだしたときに無理をすると、心臓発作になるかもしれない」
- 「狭い部屋に座っていると、空気がなくなって窒息してしまうかもしれない」

などはすべて不適切な考えです。こういう思考が浮かんできた場合、本当にそうかどうかを自分の中で論理的に検証することができます。しかし、もう１つの有効な方法は、実際に薬なしで外出してみること、恐いものに近づいてそこにとどまることで不安がだんだん小さくならないか試してみること、狭い部屋に入って本当に空気がなくなって窒息しないか確かめてみることです。実際にこれだけのことができるようになるには、先に学んだ段階的曝露の練習が非常に重要になってきます。段階的曝露は、自分の中で自動的に生じる不適切な思考をより明らかにするというだけではなく（実際に恐怖の対象を経験するときほど自分の不適切な思考を認識するのに適した機会はないでしょう！）、それが実際に正しいかどうかテストすることを可能にしてくれるものです。

不適切な考え（例：パニックが起こったらきっとその場で倒れてしまう）は必要以上に恐怖を増大させる、ということをこれまでのプログラムの中で学んできました。考え方次第では、恐怖の対象に近づいてもいないのに、恐怖状態が生じてくることすら起こり得ます。不適切な思考に疑いをさしはさむことによって、あなたの感情をそのような思考の呪縛から解き放ちましょう。不適切な思考を適切な思考で置き換えることで、あなたの感情は目の前の状況に対してより適切なものへと変わっていくはずです。

皆さんはこれまでに、自分の不適切な思考をチェックして、これを論理的に打ち破るために努力を続けてきましたが、ときには難しいこともあったと思います。そうした場合、以下の4つの質問が自分の不適切な思考の問題点を明らかにするために大きな助けとなるでしょう。

1. **「自分がそんな風に考えるのには、何か証拠や根拠があるのだろうか」**

他の人が、あなたの考えを正しいと認めてくれるかどうか、考えてみましょう。あなた自身や他の人の経験に照らし合わせてみて、あなたの信じていることを正しいとする証拠はあるのでしょうか。たいした根拠もないのに結論に飛びついていないか自問してください。どうしてあなたの考えが正しいと言えるのでしょうか。

例　もしパニックになったら絶対に自分を保っていられないにちがいない。

2. **「今の自分の考えの代わりになる考え方はないか」**

本当にその考えしかありえないのですか。さまざまな物事や出来事について、もっと違った説明、違った見方があるのではないでしょうか。いろいろな考え方を吟味してみて、最も合理的なものはどれなのか、あなたの不安を克服する上で役に立つものはどれなのか、よく見極めて下さい。

例　心臓がどきどきする。このままだと絶対に心臓発作になってしまうだろう。

3. **「自分がそんな風に考えることで、どんな影響が起こっているだろう」**

何が自分の目標であるかを心の中で問いかけてみましょう。そして、今の自分の考え方がその目標への到達の助けになっているのか、それともむしろ妨げになっているのかをふりかえって下さい。

例　曝露課題をうまくこなせなかった。私は、きっとよくならないんだ。もうあきらめたほうが良い。

4.「**自分はどこで考え方を間違えているのだろうか**」

よく見られる考え方の誤りには次のようなものがあります。

i）**全か無かで考える**。物事は良いか悪いか、安全か危険か、いずれかであって中間を許さない考え方は禁物です。

例　パニック発作はとても危険なことだ。

ii）**最後通牒的な言葉を用いる**。「いつでも」「決して」「みんなが」「誰も～ない」というような言葉に注意しましょう。本当に状態はそれほど明々白々で決まりきったものなのか、もう一度考えてみましょう。

例　私のような不安を抱いている人は誰もいない。グループのほかのメンバーはみんな私よりも進歩している。

iii）1回の出来事に基づいて**自分を非難する**。何か1つできないこと、できなかったことがあったからといって、自分を落ちこぼれだとかろくでなしだと決めつけてはいけません。

例　今日は曝露課題をサボってしまった。やっぱり自分は落ちこぼれだ。

iv）**短所に注目し、長所を忘れる**。何かに挑戦して、成功した今までの経験を思い出しましょう。自分が本来持っている能力を見つめましょう。

例　全然進歩していない。私っていつもそうなのよね。

v）**破局の可能性を過大視する**。物事がうまく行かないことはあるし、世の中には危険なこともある。しかし、その可能性を過大評価していませんか。あなたが考えているとおりになる可能性はいったいどのくらいあるのでしょうか。

例　頭が狂ってしまうかもしれない（死んでしまうかもしれない）から、1人で過呼吸の練習なんかできっこない。

vi）**出来事の重みを過大評価する**。私たちは物事を実際以上に見てしまいがちなものです。そういう時は、「1 週間後、いや、10 年後に今とはどんな違いがあるだろうか。その時自分はやっぱり今と同じように感じているだろうか」と改めて問いかけてみましょう。

例　自分はグループのほかのメンバーのようには呼吸数が減っていない。

vii) **あるべき姿を考えてくよくよする**。こうでなくてはならないとか、こうしなくてはいけないなどと考えるのは、物事を実際の状況に基づいて考えるのではなく、物事をどうあるべきかという理想の尺度だけで考えている証拠です。本当にそうでなくてはならないのでしょうか。本当にそうしなくてはいけないのでしょうか。

例　もう今ごろは病気が治っていなくてはならない。

viii) 状況を変える能力がないと思い込む**悲観主義**は、うつや自尊心の低下につながります。確かに解決策が容易に見出せない場合もあるかもしれません、でも、やってみるまで分からないはずです。本当に自分ができるだけのことをして解決しようとしているか自分に問いかけてみましょう。

例　パニックを完全に克服することなんて絶対にありえない。

ix) **未来を予言する**。今までどうであったかによって未来永劫が決まってくるわけではありません。過去の行為に基づいて自分の将来を予言することは、自分が変化する可能性を自分の手で壊してしまうことになります。

例　私は神経質な人間だから、将来もずっと怖がりだわ。

8.1 前向きの言葉

行き詰まったり壁にぶつかったりした時には、自分の気持ちに対処するために、近道が必要なことがあります。

1.　不愉快な気持ちになりそうなきっかけを見つけて、それを前向きに変えていきましょう。例えば、胃がむかむかした時には、「ああ、だめだ、また不安になってきた」と考えるのではなく、「こういう感じがどういう意味かは自分でもよく知っているわ。私が不安になりかけているという意味。だから、ペースを落として、呼吸を整えて、等尺性リラクゼーションをしようっていうサインよね」

2.　自分だけの合言葉を作っておきましょう。例えば、「1歩、1歩」とか「早とちりしてはだめ」とか「このくらいの不安は平気よ。私のほうが強い」といった具合です。自分の置かれた状況にあった、自分用の言葉を考えておきましょう。

3.　いつも自分を卑下してばかりいないこと。「子供でもできる」とか「もうだめだ」とか「ちっともこつをつかむことができない」などと考えてはいけません。そんなことを考えていると、本当にそのとおりになってしまいます（そんなことを考えるのはすぐにやめてしまいましょう、それだけで全然結果は違ってくるはずですよ）。

4.　自分をほめてあげましょう。「よくできた」とか「今日は調子悪いと思ったけど、混雑した電車にも何とか乗れたわ」とか自分で自分に言葉をかけてやるのです。一番大切なほめ言葉は、あなた自身の中から得られるものです。なぜなら、あなたのことを一番よく知っていて、自分のしたことにどういう意味があるかを一番よく分かっているのがあなた自身だからです。

8.2 まとめ

不安や不快感が生じてきた時は、次のとおりにして対処しましょう。

- 自分は今どんな気持ちでいるのか（例えば、傷ついたのか、怒れたのか、疲れたのか）を知りましょう
- 自分に向かってひとりでにつぶやいている言葉の裏にはどんな仮定があるのか、どういった信念があるのか、振り返ってみましょう
- その仮定や信念は本当でしょうか。真実はどうなのか、確かめてみましょう
- 不適切で間違っている仮定や信念を、もっと有用で正しい考えに置き

換えましょう

―― 第　9　節 ――

進歩を確実なものにするために：今後のために

9.1 治療途中の後戻りや困難に対処する

治療途中に後戻りや困難を生じるのは、たいてい、不安コントロールの技法がまずいか、曝露課題の目標と段階の設定が上手くいっていないためです。治療上に困難が生じたならば、練習のやり方に問題がないかどうか以下の点をチェックするなどして、注意深く分析をする必要があります。

9.1.1 不安と過呼吸のコントロール

- 自分の呼吸数を定期的にモニターしていますか
- 不安の徴候に気づいた時は、すぐに等尺性リラクゼーションや呼吸コントロールを行っていますか
- 漸進的筋リラクゼーションを規則的に練習していますか。特に、恐怖の対象となっている状況に入っていく前の練習は怠らないように心がけましょう
- 抗不安薬を常時携帯することにこだわっていませんか
- 日常生活でストレスを抱え込んでいませんか。例えば、夫婦関係や家族関係はどうですか？それとも金銭的な問題は？
- 身体的なストレスはありませんか。例えば、病気、月経前緊張症、栄養不良、睡眠不足、過労などはどうですか？

9.1.2 曝露課題の目標と段階の設定

- 進歩をあまりにも急ぎ過ぎてはいませんか。あるいは逆に慎重になり過ぎてはいませんか
- 各段階の間の難易度の差が大きすぎることはないですか

- 今までにできた段階と、今困難を感じている段階との間に、もう１つ段階を設ける必要はないですか
- 次の段階に進む前に、今の段階をもっと頻回にもっと長時間練習する必要はないですか
- 各段階の成功の確率を正しく見積もっていますか。高すぎたり低すぎたりしていませんか
- 目標が易しすぎたり難しすぎたりすると、進歩できません。目標設定が甘かったり無理があったりしませんか
- 課題を達成できた時は十分に自分をほめてあげましょう。成功への鍵は、ゆっくりと着実な進歩です

9.2 後戻りが見られるときの情緒面の問題点

後戻りが起きることはどうしてもあるものです。例えそれまでの間素晴らしい進歩を見せてきた人であっても同じです。一度後戻りが起こると、まるでかつての最悪の状態に戻ったかと思い、恐れて憂うつになる人がいます。どんなひどい後戻りでも、かつての最悪の状態にまで戻ってしまうことはまずありません。ほとんどの人にとって、後戻りは病状の悪化と言うよりはむしろその他の外的な事情―ストレス、風邪、学校の休みなど―に由来する一時的な現象です。そうではあっても、とかく後戻りはとんでもないことのように思われがちなものです。回復するためになみなみならぬ努力を払ってきたことを考えれば、無理もないことでしょう。しかしその努力は無駄ではないのです。後戻りの原因となっていた外的な事情が過ぎ去った後に、それまでよりもぐっと前進しやすくなっている自分をきっと見出すはずです。我々の経験では、こうしたパターンは割とよくあるケースです。従って、後戻りが起こっても、昔の破局的で感情的かつ自己破壊的な考えで反応して問題を大きくしてはなりません。このプログラムで身につけたさまざまな技法の練習を怠らないようにしましょう。そうすれば、また進歩できます。

もしあなたが不安やパニックをコントロールするために必要な技術を本当に忘れてしまったと感じるときには、再治療を考えてもいいでしょう。ただ、たいていの人は技術をすっかり忘れてしまうわけではありません。一度身に

つけたものを上手に使えなくなっているだけのことが多く、そうした場合には改めて自分の技術を磨きなおす必要があります。

ブースター・セッション（追跡セッション）は、この種の援助を受けるために最適な方法です。

9.3　スランプも覚悟しておきましょう

ここで言うスランプとは、リラクゼーションテープを聞かなくなったり、パニック発作が起こりはしないかと心配し始めたり、呼吸コントロールをしなくなったりすることを言います。行動パターンを変えるときには、多少のスランプはつきものです。

大切なのは、スランプを病気の再発や再燃にしてしまわないことと、スランプを過大評価しないことです。パニックをコントロールする技法を使わなくなったことに気づいたときは、「もうだめ、一番初めに戻ってしまった。私はもう変わらない」などと考えてはいけません。そうではなくて、「さぼってしまったのは悪かった。でもまだやってゆけるし、これでもって治療をあきらめるいいわけにはさせないわ。さあ、マニュアルをもう一度出してみて再開しよう」という気持ちで、スランプをとらえましょう。もちろん、症状が消えてしばらくするとリラクゼーション・トレーニングや呼吸コントロールの練習を自らやめてしまう人もなかにはあります。

ストレスや不安が高まったことに気づいたらすぐさまトレーニングを再開できるのであれば、それはそれで良いでしょう。重要なのは、何かストレスフルな出来事が人生に起こったときにいつでもこのプログラムでおぼえた技法を使って対処するように習慣づけておくことです。

9.4　結論

さあ、ここまでの治療プログラムで、３つの技法を学んできました。次はいよいよこれらを実践していく番です。パニック発作に対する恐怖心を減じるためには、不安の階層表を作りながらさまざまな曝露課題に取り組む必要があります。リラクゼーション練習は、曝露課題の前に全身の緊張をほぐすのに役立つでしょう。等尺性リラクゼーション練習は、曝露の最中に緊張をコントロールするのに寄与してくれるはずです。呼吸コントロールは、あなたが経験するかもしれないどんな種類のストレスに対してもコントロールを持てるようにしてくれるでしょう。また、認知再構成は、不安がパニック発作へとエスカレートしていくのを防止するための有効な対抗手段です。これらの技法を組み合わせながら、あなたも自分自身の問題の克服に挑戦していきましょう。

― 第 10 節 ―

推薦資料

以下の本は大きな書店ならたいてい、また小さな書店でもしばしば入手可能です（訳注:オーストラリアの場合)。分からない場合は、注文可能かどうか聞いてみてください。不安コントロールについてのこれらの本やその他類似の本を読む際には、それらはガイドラインに過ぎないのだということを覚えておいてください。これらの本を読むときには、必要に応じて批判的な視点も持ちつつ、自分にとっても最も得るところが多くなるように活用していきましょう。なお、これらの本はどれもさほど高くはありません。

10.1　書籍

Barlow D and Rapee R. (1997) *Mastering Stress: A Lifestyle Approach.* Killara, NSW: Lifestyle Press.

Burns DD. (1999) *The Feeling Good Handbook,* revised edition. New York: Penguin.

Copeland ME. (1992) *The Depression Workbook: A Guide for Living with Depression and Manic Depression.* New York: New Harbinger.

Davis M, Eshelman ER and McKay M. (1995) *The Relaxation and Stress Reduction Workbook,* fourth edition. Oakland, CA: New Harbinger.

Ellis A and Harper R. (1979) *A New Guide to Rational Living.* Hollywood, CA: Wilshire Book Company.

Emery G. (2000) *Overcoming Depression: A Cognitive-Behavior Protocol for the Treatment of Depression.* Oakland, CA: New Harbinger.

Greenberger D and Padesky C. (1995) *Mind Over Mood.* New York: Guilford.

Marks IM. (2001) *Living with Fear.* New York: McGraw-Hill.

McKay M and Fanning P. (1987) *Self-Esteem: A Proven Program of Cognitive Techniques for Assessing, Improving and Maintaining Your Self-Esteem.* Oakland, CA: New Harbinger.

McKay M, Davis M, and Fanning P. (1995) *Messages: The Communication Skills Book.* Oakland, CA: New Harbinger.

McKay M, Davis M, and Fanning P. (1997) *Thoughts and Feelings: Taking Control of Your Moods and Your Life.* Oakland, CA: New Harbinger.

Meichenbaum D. (1983) *Coping With Stress.* London: Century Publishing.

Page A. (1993) *Don't Panic! Overcoming Anxiety, Phobias and Tension.* Sydney: Gore Osment.

Walker CE. (1975) *Learn to Relax: 13 Ways to Reduce Tension.* Englewood Cliffs, NJ: Prentice Hall.

Weekes C. (1966) *Self-Help for Your Nerves.* Sydney: Angus and Robertson.

Weekes C. (1972) *Peace From Nervous Suffering.* Sydney: Angus and Robertson.

10.2 ビデオ

Rapee R, Lampe L. (1998) *Fight or flight? Overcoming Panic and Agoraphobia.* Available from Monkey See Productions. P.O. Box 167, Waverley, NSW, 2024 Australia.

10.3 インターネット

Anxiety And Panic Internet Resource:
http://www.algy.com/anxiety/

Clinical Research Unit for Anxiety and Depression:
http//www.crufad.unsw.edu.au/

Internet Mental Health:
http://www.mentalhealth.com/

Mental Health Net:
http://mentalhelp.net/

Robin Winkler Clinic (Printable handouts on psychological problems):
http://www.psy.uwa.edu.au/rwclinic/

監訳者紹介

古川 壽亮（ふるかわとしあき）

1958年	京都生まれ
1976年	アメリカ Missouri 州 Clayton 高校卒業
1981-82年	フランス Poitiers 大学人文科学部留学
1985年	東京大学医学部医学科卒業
1985-87年	名古屋市立大学病院精神科臨床研究医
1997年	カナダ McMaster 大学医学部精神科客員教授併任
1999年	名古屋市立大学医学部精神医学講座教授
2002年	名古屋市立大学大学院医学研究科精神・認知・行動医学分野教授
2010年	京都大学大学院医学研究科健康増進・行動学分野教授

専門分野は、感情障害の精神病理学･疫学･認知行動療法、社会精神医学、Evidence-Based Psychiatry など

翻訳協力者

南山大学外国語学部、名古屋学院大学外国語学部非常勤講師

伊藤 実里

名古屋市立大学大学院医学研究科精神・認知・行動医学分野（五十音順）

東　英樹	大田　伸彦	金井　高広
新藤　琢生	高林　功	竹内　浩
竹中　吉見	中野　弘克	中野　有美
野田　裕美子	前沢　久慈	山田　紀美
山西　知愛	山本　育代	李　聖英

著者紹介

Gavin Andrews（ギャビン・アンドリュース）
New South Wales 大学精神科教授
Clinical Reserach Unit for Anxiety and Depression（不安抑うつ臨床研究所）の所長

Mark Creamer（マーク・クリーマー）
Australian Centre for Posttraumatic Mental Health の所長
Melbourne 大学精神科教授

Rocco Crino（ロッコ・クリーノ）
St.Vincent 病院の臨床心理士

Caroline Hunt（キャロライン・ハント）
臨床心理士、Sydney 大学心理学科上級講師

Lisa Lampe（リサ・ランプ）
精神科医、New South Wales 大学精神科講師

Andrew Page（アンドリュー・ペイジ）
Westem Australia 大学心理学科准教授

不安障害の認知行動療法（1）　**患者さん向けマニュアル**

2003年 4月28日　初版第1刷発行
2025年 1月17日　初版第6刷発行

監　訳　**古 川 壽 亮**
発行者　**石 澤 雄 司**
発行所　**株式会社 星 和 書 店**
〒168-0074　東京都杉並区上高井戸 1-2-5
電話　03（3329）0031（営業部）／03（3329）0033（編集部）
FAX　03（5374）7186（営業部）／03（5374）7185（編集部）
http://www.seiwa-pb.co.jp

© 2003　星和書店　　Printed in Japan　ISBN978-4-7911-0501-4

・本書に掲載する著作物の複製権・翻訳権・上映権・譲渡権・公衆送信権（送信可能化権を含む）は（株）星和書店が保有します。
・JCOPY〈（社）出版者著作権管理機構 委託出版物〉
本書の無断複製は著作権法上での例外を除き禁じられています。複製される場合は，そのつど事前に（社）出版者著作権管理機構（電話 03-5244-5088，FAX 03-5244-5089，e-mail：info@jcopy.or.jp）の許諾を得てください。

不安障害の認知行動療法(1)
パニック障害と広場恐怖
〈治療者向けガイドと患者さん向けマニュアル〉
アンドリュース 他著
古川壽亮 監訳
A5判 292p 2,600円

不安障害の認知行動療法(2)
社会恐怖
〈治療者向けガイドと患者さん向けマニュアル〉
アンドリュース 他著
古川壽亮 監訳
A5判 192p 2,500円

不安障害の認知行動療法(2)
社会恐怖
〈患者さん向けマニュアル〉
アンドリュース 他著
古川壽亮 監訳
A5判 108p 1,000円

不安障害の認知行動療法(3)
強迫性障害とPTSD
〈治療者向けガイドと患者さん向けマニュアル〉
アンドリュース 他著
古川壽亮 監訳
A5判 240p 2,600円

不安障害の認知行動療法(3)
強迫性障害とPTSD
〈患者さん向けマニュアル〉
アンドリュース 他著
古川壽亮 監訳
A5判 104p 1,000円

発行：星和書店 http://www.seiwa-pb.co.jp 価格は本体(税別)です